中国百年百名中医临床家丛书

（第二版）

经方专家 卷

冯世纶　主编

闲希恕

中国中医药出版社

·北京·

U0308661

图书在版编目（CIP）数据

胡希恕/冯世纶主编.—2版.—北京：中国中医药出版社，
2013.3（2024.6重印）

（中国百年百名中医临床家丛书.经方专家卷）

ISBN 978-7-5132-1318-9

Ⅰ．①胡…　Ⅱ．①冯…　Ⅲ．①经方-临床应用
Ⅳ．①R289.2

中国版本图书馆CIP数据核字（2013）第016946号

中国中医药出版社出版

北京经济技术开发区科创十三街 31 号院二区 8 号楼

邮政编码　100176

传真　010-64405721

廊坊市佳艺印务有限公司印刷

各地新华书店经销

开本 880×1230　1/32　印张 6.625　字数 163 千字

2013 年 3 月第 2 版　2024 年 6 月第 14 次印刷

书号　ISBN 978-7-5132-1318-9

定价　20.00 元

网址　www.cptcm.com

服 务 热 线　010-64405510
购 书 热 线　010-89535836
维 权 打 假　010-64405753

微信服务号　**zgzyycbs**

微商城网址　**https://kdt.im/LIdUGr**

官 方 微 博　**http://e.weibo.com/cptcm**

天猫旗舰店网址　**https://zgzyycbs.tmall.com**

如有印装质量问题请与本社出版部联系（010-64405510）

中国百年百名中医临床家丛书 （第二版）

《胡希恕》编委会

主 编

冯世纶

编 委

李惠治 张长恩 张舒君

胡 耀 樊正伦

内容提要

胡希恕先生是我国近代著名的经方家。他一生致力于《伤寒论》《金匮要略》的研究，率先提出《伤寒论》的六经来自八纲，并将其方证灵活地应用于临床，取得了卓越的疗效。为国内外学者所称道。该书系统整理了胡老一生的理论建树与临床经验，对于后人学习、研究与运用《伤寒》《金匮》颇多启迪，是一部难得的上乘佳作。可供中医医、教、研工作者参考。

新世纪之初，我们策划、出版了大型系列丛书《中国百年百名中医临床家丛书》，旨在总结上世纪百余位为中医药事业做出过巨大贡献、受到广大群众爱戴的中医临床工作者的丰富经验，把他们的事业发扬光大，让他们的优秀经验代代相传。转眼之间，丛书已经十岁了，令人欣慰的是，靠着各位专家作者的积极支持和辛勤耕耘，经过我们的不懈努力，《中国百年百名中医临床家丛书》目前已出版120多种，而且，影响也日益扩大，其宏大的构架、朴实的风格、鲜明的特色，在同类书中独树一帜，深受读者喜爱，绝大多数出版后都很快售罄，多次重印，取得了很好的社会效益和经济效益，成为我社长销的品牌图书之一，基本实现了我们的出版初衷。

著名老中医药专家是我们国家的宝贵财富，总结、传播他们的学术思想和临床经验是我们中医药出版人义不容辞的工作。近年评出的首届30位国医大师中，就已经有6位大师相继去世，让我们在扼腕痛惜的同时，更感到时间的紧迫和任务的艰巨。为此，我们决定修订再版《中国百年百名中医临床家丛书》，对已经出版的，做全面修订，纠正书中的个别错漏，重新排版装帧，并采纳读者的建议，按这些临床家的专长、特色进行归类，分为《内科专家卷》、《外科专家卷》、《妇科专家卷》、《儿科专家卷》、《针灸推拿专家卷》、《五官科专家卷》等；鉴于国医大师是当今中医药学术与临床发展最高水平的杰出代表，遂独成一卷，即《国医大师卷》。此次修订，从内容到形式都精雕细刻，力求和谐统一，尽善尽美，使之真正成为提炼名老中医精髓，弘扬中医药文化的传世精品，以不辱中医药出版人的使命。

中国中医药出版社
2012年9月

中医学源远流长。昔岐黄神农，医之源始；汉仲景华佗，医之圣也。在中医学发展的长河中，临床名家辈出，促进了中医学的迅猛发展。中国中医药出版社为贯彻卫生部和国家中医药管理局关于继承发扬祖国医药学，继承不泥古，发扬不离宗的精神，在完成了《明清名医全书大成》出版的基础上，又策划了《中国百年百名中医临床家丛书》，以期反映近现代即20世纪，特别是建国60年来中医药发展的历程。我们邀请时任卫生部张文康部长做本套丛书的主编，卫生部副部长兼国家中医药管理局局长佘靖同志、国家中医药管理局副局长李振吉同志任副主编，他们都欣然同意，并亲自组织几百名中医药专家进行整理。经过几年的艰苦努力，终于在21世纪初正式问世。

顾名思义，《中国百年百名中医临床家丛书》就是要总结在过去的百年历史中，为中医药事业做出过巨大贡献、受到广大群众爱戴的中医临床工作者的丰富经验，把他们的事业发扬光大，让他们优秀的医疗经验代代相传。百年轮回，世纪更替，今天，我们又一次站在世纪之巅，回顾历史，总结经验，为的是更好地发展，更快地创新，使中医药学这座伟大的宝库永远取之不尽、用之不竭，更好地服务于人类，服务于未来。

本套丛书所选医家均系在中医临床方面取得卓越成就，在全国享有崇高威望且具有较高学术造诣的中医临床大家，包括内科、外科、妇科、儿科、五官科、骨伤科、针灸等各科的代表人物。

本套丛书以每位医家独立成册，每册按医家小传、专病论治、诊余漫话、年谱四部分进行编写。其中，医家小传简要介绍医家的生平及成才之路；专病论治意在以病统论、以论统案、以案统话，即将与某病相关的精彩医论、医案、医话加以系统整理，便于临床学习与借鉴；诊余漫话则系读书体会、札记，也可以是习医心得，等等；年谱部分则反映了名医一生中的重大事件或转折点。

本套丛书有两个特点是值得一提的：其一是文前部分，我们尽最大可能地收集了医家的照片，包括一些珍贵的生活照、诊疗照以及医家手迹、名家题字等，这些材料具有极高的文献价值，是历史的真实反映；其二，本套丛书始终强调，必须把笔墨的重点放在医家最擅长治疗的病种上面，而且要大篇幅详细介绍，把医家在用药、用方上的特点予以详尽淋漓地展示，务求写出临床真正有效的内容，也就是说，不是医家擅长的病种大可不写，不要让人感觉什么都能治，什么都治不好。

有了以上两大特点，我们相信，《中国百年百名中医临床家丛书》会受到广大中医工作者的青睐，更会对中医事业的发展起到巨大的推动作用。同时，通过对百余位中医临床医家经验的总结，也使近百年中医药学的发展历程清晰地展现在人们面前，因此，本套丛书不仅具有较高的临床参考价值和学术价值，同时还具有前所未有的文献价值，这也是我们组织编写这套丛书的初衷所在。

中国中医药出版社

2000年10月

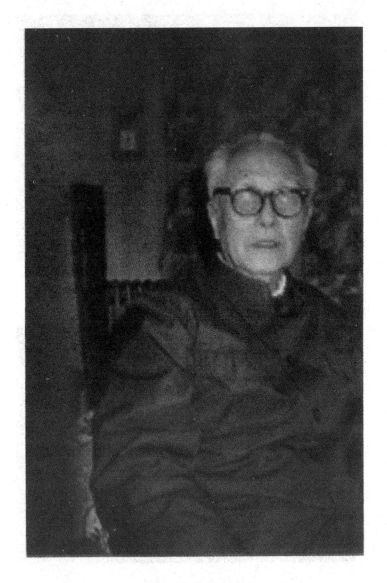

胡希恕先生在家中

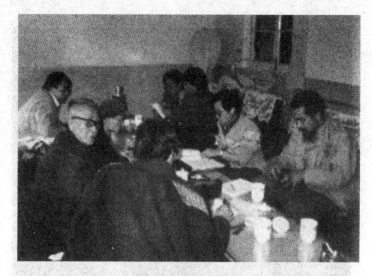

20世纪80年代初给日本中医研修团特别讲演

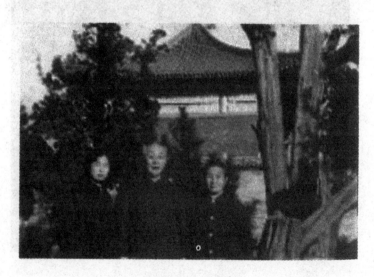

胡老携家人春游

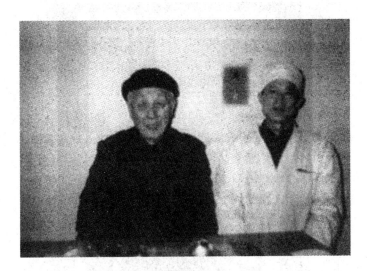

师承在门诊

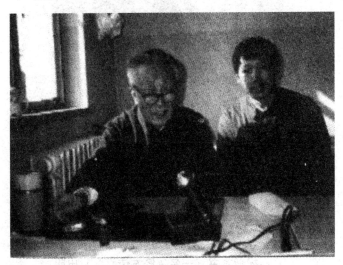

业余讲授《伤寒论》

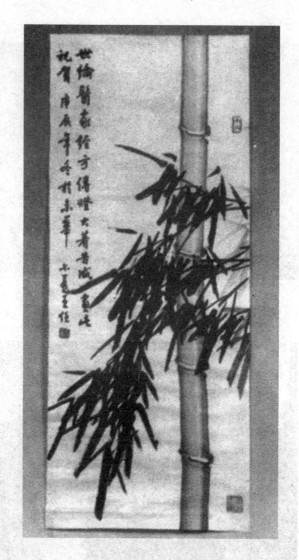

北京书画艺术研究会会长王任

祝贺本书（一名《经方传灯》）出版

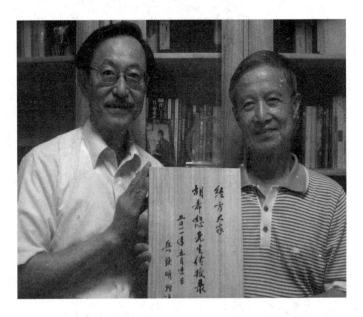

兵头明先生向胡希恕名家研究室赠学术资料

2011年5月19日，正值胡希恕名家研究室成立和中日韩经方论坛召开之际，日本后藤学园中医学研究所所长兵头明先生赠送了一份珍贵的礼物——精美的木盒，内装他跟随胡希恕先生学习时的讲课和随诊录音光盘及笔记医案等。其中更惊现了胡希恕先生的题词。更弥足珍贵的是，兵头明先生请其父兵头义清先生在木盒上题词。兵头义清先生是周恩来总理昵称为"元帅"的中日友好资深人士。

於某病机体一般地方应规律基础上谱

辨病辩明通论方法，甚年医辩病的一大

特色，好河传之发扬光大，辨中日同道，

共同努力，

与吾明君共勉　胡希恕谨识

北京

一九八二年四月三日於

胡希恕先生题词

胡希恕

目录

5

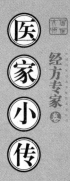

经方专家卷

医家小传

胡希恕

胡希恕又名胡禧绪，1898 年 3 月出生于辽宁省沈阳市北郊区东伍旗村。1915 年至 1919 年就读于奉天省立第一中学。上中学时，喜爱踢足球，无论冬夏，每场皆要大汗、力疲方歇。在其旁观看者常有其国文教师，此时常把几个学生都叫到他的房间喝茶休息。看着精力充沛、活泼可爱的一群学生，内心高兴。尤其是他看中了胡希恕等四人才华，一日，国文老师对他的学生们说："我给你们讲中医，你们学中医吧！"我们学那干啥呀？"同学们异口同声回答。国文老师感慨不已："多像我当年回答老师的劝学啊！"原来国文老师名叫王祥徵，为河北乐亭人，为清末国子监举人培养出的进士，在国子监就学期间，某太医与其同室，看到徵为举人中最年轻者，才学横溢，多次劝其学医，皆回答："学那干啥呀！"后谓曰："不学医是为不忠君！"渐学医。"秀才学医，如快刀斩豆腐"，很快入门，对医感兴趣。学中常有病人找太医诊病者，太医故推给徵看，治多效，更精求。徵考取进士后，竟想不到任湖南长沙县长，"是我学长沙耶？"但好景不长，遇辛亥革命，无奈投奔沈阳同学李铁珊处任中学国文教师，并业余行医，名声四震。看到胡希恕等精力充沛，又为保中医不失传，故决心让他们学医。经多次劝诱，终使胡希恕等四人拜于门下。于是利用业余时间讲学，因教授效果极好，遂吸引许多学生就学。

　　王祥徵讲《伤寒论》脱离脏腑，并主张结合近代科学，要继承，且要弘扬，推崇唐容川、陈修园等的学术观点，如论述膀胱气化以物理学理论解释膀胱为水，肾为太阳之说。大约两年讲完了《伤寒论》。十几个学生中，胡希恕学得最好，并于 1919 年参加沈阳市政公所中医考试，获取中医士证书。王祥

医家小传

3

徽夙愿以偿，若知后生胡希恕成为声誉中外的经方大师，则更含笑于九泉。

1919年胡希恕考入北京通才商业专门学校（北京交通大学前身)学习。常与人诊病，疗效卓著，尤其是一年疟疾大流行，治一例愈一例，但未想到行医。大学毕业后，1924年至1927年曾在沈阳县立中学、辽阳县立中学、辽宁省立中学任英文教师。1928年至1935年任哈尔滨市电业公司会计股股长、特别市市政局事业股股长、市政公署营业股股长。日本侵略中国，拒为日本人服务，于1936年逃到北京，无奈悬壶行医。解放初期，曾约陈慎吾、谢海洲老中医共同办学，传授中医学术，1952年北京市卫生局批准作为中医教育试点，开设北京私立中医学校，系统教授《伤寒论》《金匮要略》《神农本草经》《内经》《温病》等。自己主编教材，曾著《伤寒论释义》《金匮要略释义》《温病条辨评注》《伤寒金匮约言录》等书。受王祥徵影响，胡希恕教授《伤寒论》不用脏腑理论，同时通过对《内经》《神农本草经》等原文的研究，并参阅中外中医文献，提出了《伤寒论》六经非《内经》经络概念，而是来自八纲的独特概念。1956年人民卫生出版社出版了苏联高等院校所用《病理生理学》，受巴甫洛夫神经反应学说影响，提出"中医辨证论治的实质，是在患病机体一般的规律反应的基础上，而适应整体的、讲求一般疾病的通治方法。"胡希恕个人办学，直至1956年北京中医学院成立，先后培养学员近千人，填补了中医教育这一阶段的空白。

1958年调入中医学院任内科教授、附属医院学术委员会顾问。更忙于临床和教学，名声大噪。刘渡舟评曰："每当在病房会诊，群贤齐集，高手如云，惟先生能独排众议，不但辨证准确无误，而且立方遣药，虽寥寥几味，看之无奇，但效果非凡，常出人意外，此得力于仲景之学也。"暮年仍孜孜不倦于教学、讲座，指导留学生考察团。他最后讲授的《伤寒论》《金匮要略》全部录音已被日本留学生带回国保存。其经方研究成就，已由其弟子整理成册，著为《经方传真》《伤寒论传真》《金匮要略传真》等书出版。胡希恕一生研究仲景学说，有着独特的见解，有使世人瞩目的成就，六十年代所做《伤寒的六经论治与八纲的关系》报告，《人民日报》给予高度评价，认为是"历代医家缺乏论述的难题"；日本中医界也称赞胡希恕是"中国有独特理论体系的、著名的《伤寒论》研究者、经方家。"

专病论治

经方专家 卷

胡希恕

感冒论治

感冒本属外感病　论治亦当用六经

感冒又称伤风，相当于西医的上呼吸道感染（鼻、咽、喉、扁桃腺炎症）。感冒之名何时形成尚无确论，一般教科书说始于北宋，系指杨士瀛《仁斋直指方·诸风》引《和剂局方》之参苏饮："治感冒风邪，发热头痛，咳嗽声重，涕唾稍黏"，这里的感冒二字尚属动词。元代《丹溪心法·中寒附录》："凡证与伤寒相类者极多……初有感冒等轻症，不可便认作伤寒妄治。"这里正式提到感冒的名词。值得注意的是，朱丹溪这里所说的伤寒，系指《伤寒论》第3条："太阳病，或已发热，或未发热，必恶寒、体痛、呕逆、脉阴阳俱紧者，名为伤寒。"其意是说感冒有轻有重，有可能是中风，有可能是伤寒，有可能是温病，不能都作伤寒看待。明代龚廷贤《万病回春》提出把感冒分为风寒、风热两证型为主，后世多有宗此者。明代张景岳《景岳全书·伤风》："伤风之病，本由外感，但邪甚而深者，遍传经络，即为伤寒；邪轻而浅者，只犯皮毛，即为伤风。"他这里说的伤风，强调了病情轻，比伤寒轻。这段话给后人以误解，以至提出"感冒不同于伤寒"的论调。历代各家对感冒不同认识的产生，一是用病因、感邪的性质来推理、分证型。一是用八纲来分证型。当然更受临床经验的影响，而临床经验丰富者，多认为感冒是外感病之属，有的症状就属伤寒，一些人提出"感冒不同于伤寒"含糊不清的概念，是不科学的。实际早在宋代就用六经辨证论治伤风。如陈无择将伤风列为专题论述，他在《三因极一病证方论·叙伤风论》中，以六经辨证治疗伤风，如太阳伤风用桂枝汤，阳明伤风用杏子汤，少阳伤风用柴胡加桂枝汤，太阴伤风用桂枝加芍药汤，少阴伤风用桂附汤，厥阴伤风用八珍汤。也说明感冒、伤风临床症状可出现六经症状，不仅只现表证、太阳病。现代西医认为感冒是上呼吸道感染，所述临床表现也多有伤寒之属及六经各证。因此用六经辨证理论才能正确指导治疗感冒。

感冒在表变匆匆　审证勿疏有合病

例1　陈某，男，24岁，病案号97771。

初诊日期1965年10月9日：昨天打篮球后用凉水洗澡，今早感恶寒身热（T38.6℃）、无汗、头痛、身酸痛、口不渴、舌苔薄白，脉浮紧。此属太阳表实证，治以发汗解表，与麻黄汤。

麻黄三钱，桂枝二钱，炙甘草二钱，杏仁三钱。

结果：上药急煎即服，并加盖棉被得微汗出，热渐退，未再服药，调养两天自愈。

例2　刘某，女，28岁，病案号12517。

初诊日期1965年8月30日：昨日受凉后，出现鼻流清涕、喷嚏、头痛、头晕、微恶风寒，咽痒，舌苔薄白浮黄，脉细数。证属太阳阳明合病，与桑菊饮加石膏。

芦根五钱，桑叶三钱，菊花三钱，连翘三钱，薄荷二钱，杏仁二钱，炙甘草二钱，生石膏一两半。

结果：上药服二剂，症已。

按：胡老常用经方，但遇感冒、咳嗽初起，阳明里热轻者（温病学派辨证多为风温表证时），常用桑菊饮加减，疗效亦颇佳。实不失六经辨证和辨方证之旨，又善学时方之意。

例3　张某，男，44岁，病案号96718。

初诊日期1965年3月25日：自昨日来，恶寒，无汗，项背强，头痛，腿痛，口唇干，舌苔薄白，脉浮紧。证属太阳阳明合病，与葛根汤加石膏。

葛根三钱，桂枝三钱，麻黄三钱，白芍三钱，生姜三钱，大枣四枚，炙甘草二钱，生石膏一两。

结果：上药服一剂，感冒证解。

按：以上三例，例 1 为单纯表实证，故用麻黄汤发汗得解。后两例，虽发病仅一天却都合病阳明里证，故治疗不能仅用汗法，必同时兼清阳明里热，因治疗得法，故很快皆愈。这里值得注意的是，同样是太阳阳明合病，例 2 用了桑菊饮加石膏，例 3 用了葛根汤加石膏，还有临床常见一发病即呈大青龙汤、麻杏石甘汤方证，这是因为临床所表现的方证不同，必须应用不同的适应方药治疗之故。这也就是胡老所强调的：临床辨证论治，不但要辨六经，更重要的是辨方证。

这里也可看出，感冒与其他外感病一样，证在表时变化多端而快。感冒所呈现的表证是很短暂的，很快出现合病、并病，有的一发病就可能是合病，如例 2、例 3。因此一些教科书称感冒无传变是不符合临床实际的。

感冒并非皆表证　治疗当忌都发汗

例 4　唐某，男，35 岁，病案号 37867。

初诊日期 1965 年 4 月 24 日：感冒三天，痛咽，口干，恶心，不欲食，头痛、头晕，咳则右上胸疼，舌苔白，脉弦细稍数。证属少阳阳明合病，为小柴胡加石膏桔梗汤方证。

柴胡四钱，半夏三钱，黄芩三钱，党参三钱，生姜三钱，大枣四枚，炙甘草二钱，苦桔梗三钱，生石膏一两半。

结果：上药服三剂，口干、咽痛已，咳嗽亦不明显，但感恶心、腰痛，下肢凉，上方去苦桔梗，加桂枝、赤芍各三钱，生龙骨、牡蛎各五钱，服三剂诸证已。

按：此患者以咽炎为主的上感，是临床多见的感冒，因多数初起不来诊，故来诊时表证已不明显，而呈半表半里少阳证或少阳与阳明合病，故胡老常以小柴胡汤加减治疗。小儿患者感冒更多呈现此方证。此时如用汗法解表，徒伤人体津液、正气，使感冒迁延不愈、加重，感冒后自服许多药，或治疗不当而长期不愈者屡见不鲜。这就告诫后人，感冒虽小病，治疗也要辨证论治。一见感冒就解表，是非常错误的。

例5　张某，女，27岁，病案号125。

初诊日期1965年9月24日：一月来感冒，头晕、咽痛、咽痒、鼻塞、流涕等反复出现，前医曾诊为"秋燥"、风热束肺，用薄荷喉片、六神丸、桑菊饮、银翘散等，症状不减却越来越重，因而找胡老会诊。近症：头晕，头痛，背痛，恶寒，咽痒而咳，咯痰困难，晚上尤甚，口苦咽干，舌苔薄白，脉弦细数。胡老辨证为三阳合病，为柴胡桂枝汤合半夏厚朴汤加石膏方证。

柴胡四钱，党参三钱，半夏四钱，黄芩三钱，桂枝三钱，白芍三钱，厚朴三钱，苏子二钱，苏叶二钱，生姜三钱，大枣四枚，茯苓三钱，炙甘草二钱，生石膏一两半。

结果：上药服三剂，头晕、头痛、口苦解，背痛、咳嗽减未已，仍微恶寒，脉已不数，与桂苓五味姜辛夏杏甘草汤，服六剂症已。

按：此患者初起为鼻炎、咽炎，西医诊断为上呼吸道感染，中医贯称感冒、伤风。前医称为"秋燥"，而用清凉解表久不效，是因辨证不确，方药不对证。转至胡老会诊时，呈三阳合病挟饮，故以柴胡桂枝汤加石膏和解三阳，并加半夏厚朴汤化饮降逆，使三阳证很快解。后以桂苓五味姜辛夏杏甘草汤化痰降逆，遂使病愈。可见感冒、伤风并非只现表证，如不仔细辨证，凡见感冒悉用辛凉或辛温发汗解表，徒伤津液，伤人体正气，使病情迁延、加重，惟有以六经辨证，辨清方证，才能做到药到病除。

表证阴证阳证分　论治温补发汗殊

例6　贺某，男，8岁，病案号79322。

初诊日期 1965 年 10 月 23 日：感冒发热一周，每日上午 11 点半出现发热（T38℃左右），汗出，至夜 12 点后烧自退，饮食精神均好，大便隔一二日一行，他无不适，舌苔白润，脉虚数。证属太阳表阳证，为营卫失和之桂枝汤方证，与桂枝汤：

桂枝三钱，白芍三钱，生姜三钱，大枣四枚，炙甘草二钱。

结果：上药服二剂，上午已无发热，下午 1 点后尚有低热（T37.2℃～37.5℃），舌苔薄黄，脉尚稍数，与桂枝汤合小柴胡汤加生石膏三剂，诸证解。

按：本例为小儿，因自我感觉及表述能力差，故症状表现不多，但抓住为太阳表阳证与桂枝汤调和营卫则解。

例7　许某，男，47 岁，病案号 3752。

初诊日期 1978 年 5 月 4 日：感冒 2 天，右头痛，自觉无精神，两手逆冷，无汗恶寒，口中和，不思饮，舌质淡，舌苔薄白，脉沉细，咽红滤泡增生多。此属虚寒表证，治以温阳解表，与麻黄附子甘草加川芎汤：

麻黄三钱，制附子三钱，炙甘草二钱，川芎三钱。

结果：上药服一煎，微汗出，头痛解，未再服药，调养两日，精神如常。

按：何廉臣的《重订全国名医类案》中就载有少阴感冒，认识到因体质的不同感冒出现的症状则不同，也即感冒与其他外感病一样表现为太阳病和少阴病。体质强壮者呈太阳病用发汗解表治疗，因太阳病又分表实（如例1）（无汗）、表虚（自汗恶风），发汗法又有所不同，例6即太阳表虚证，用桂枝汤调和营卫发汗解表。而例7是体质阳虚明显的咽炎感冒，呈现虚寒阴性表证，即少阴病，解表须用汗法，但须加温阳强壮的附子等才能驱除外邪。这就是《伤寒论》表证分阴阳，即分为太阳、少阴，治皆用汗法而有不同的实质。

浅论肺炎的治疗

病因病邪不必究　症状点滴必细求

诊余，一西学中者问胡老，怎样辨别风寒或风热引起的肺炎，胡老从西医和中医病因病理回答了这一问题。

从西医病理看，西医依据 X 线及血液、痰液检查及培养，可知是细菌或病毒或立克次体或支原体感染，这是由肉眼及通过实验室检查而定。而中医形成在千百年的远古时代，科学还不发达，没有精良的器械可依，只是由变化多端的症状反映上探求疾病发展规律，在长久的年代里和众多患病人体上，历经千万次的反复观察、反复实践、反复总结，才产生了辨证论治方法。不论是《伤寒论》的六经辨证，还是后世的脏腑辨证，都是通过症状特点来辨证。对于何种病因病邪致病，不可能具体得知。叶天士提出："温邪上受，首先犯肺"，在论述热病上，强调温热之邪所出现的特点，有他独到之处，但后世一些人一见热病便认为是风温之邪所致，甚至有的人一见肺炎就与风温画等号，这种认识上的错误,必然造成辨证错误及治疗不当（如病例 3）。这里顺便说一下温病与太阳病的关系，在《伤寒论》中，温病也有其外证，类似太阳病的外证。这就是说，太阳病的外证有三，它们具体的概念是：

中风：凡太阳病，若发热、自汗出、恶风、脉缓者；伤寒：凡太阳病，无论发热与否，若无汗、身痛、腰痛、骨节疼痛、脉紧者；温病：凡太阳病，若发热而渴，不恶寒者（与阳明病外证同）。也就是说肺炎有表证时，可表现为中风，可表现为伤寒，也可表现为温病，不只限于温病。这在指导辨证和治疗上是很重要的。近代有了抗生素，一些人认为一诊断肺炎就用抗生素则治疗原则正确，如再加用对症的中药所谓中西医结合治疗就更万无一失。而临床实践远非如此，有许多肺炎患者，经这种所谓中西医结合治疗后往往不如人意，有的高烧不退、有的咳嗽连绵、有的纳差恶心，炎症没有控制却变症蜂起。殊不知肺炎有细菌引起者，也有病毒引起者，还有支原体、衣原体等引起者。抗生素并不能包治所有肺炎，且渐渐产生抗药性、副作用，使肺炎变症此起彼伏，不少病人不得不求助于中医，而中医治疗不是靠什么秘密武器、秘方，而主要靠审证仔细、辨证正确、方药对证。这里强调的是，首要的功夫是辨证正确。凡遇肺炎患者都要耐心细心问诊、切脉、看舌苔等，切忌刚问 1、2 症，就自认为已能分辨风寒、风温（风热），即处方用药。要知道中医不论是六经辨证、还是脏腑辨证，都是依据许多症状而归纳总结的辨证规律。有时一个症状可能是辨证的关键，一个症状的疏漏，就有可能造成辨证的失误。肺炎是急性病更要求辨证要准，用药要对，这样才能显示中医治疗肺炎的疗效和特点。

一方一法不可信　辨证选方必遵守

一老妇患肺炎，住院治疗一周余不效，经胡老会诊两次而愈。其亲属为军医登门感谢，并问胡老用了什么秘方，胡老笑曰："哪里有什么秘方，用的是老祖宗用了几千年的草根树皮。这不是全写在上面呢！"随手指了指《伤寒论》那本书。那位军医看到《伤寒论》，顿时望而起敬，翻阅该书并问道："我可以学吗？"胡老答曰："当然可以！"自此，该军医自学中医，并常登门求教，不久便能用中药治疗肺炎，而且也能用中药治疗各种急慢性病，此是后话。

应该军医的请求，胡老专述了肺炎的证治规律。胡老首先讲了中医与西医治病的不同，西医是针对病因治疗，肺炎是细菌感染，用对其细菌敏感的抗生素治疗则疗效肯定。但有的肺炎不能明确是何种细菌、病毒、支原体、衣原体，用抗生素治疗就带有盲目性，故临床上治疗无效者，为数也不少。中医是依据症状特点来治病，症状是病邪与正气相争在人体的反映，分析症状所得出的证，是中医治疗处方的依据。依证处方用药是中医的主要实践过程，经过几代、几十代、几年几百年乃至几千年的反复实践，终于总结出了有效的辨证论治规律和有效方药。古代的《尹伊汤液经》《伤寒论》等是主要成书之一，其主要内容是讲辨证与处方用药。

中医古代没有肺炎这一病名，但类似病症是有的，如发热、咳嗽等，中医治疗肺炎不是用一方一药，而是根据不同时期出现的不同症状来用药。用一方一药治不好肺炎。有的杂志报道用某方药治疗肺炎疗效云云，其主导思想仍是抗生素治疗框框，其方法值得商榷。肺炎是急性病，正气与邪气相争剧烈，症状变化多端，适应治疗的方药也就多变，临床常见的方证如下：

1. 麻黄汤方证　初起症状很像感冒，主症：发热，胸闷气粗，恶寒，无汗，头项强痛，身痛，口中和，舌苔薄白，脉浮紧。此时病属太阳表实证，治以发汗解表。方药：

麻黄三钱，桂枝二钱，杏仁三钱，炙甘草一钱。

麻黄为一有力的发汗药，佐以桂枝更宜致汗。杏仁配麻黄辛温发汗定喘。甘草缓急益中和胃，故治肺炎属太阳病表实无汗身痛而喘闷者。本方证出现很短暂，但能抓住这个方证时机及时用药，可有利于退烧，缩短肺炎病程。应该说明的是，这里所说麻黄为一有力的发汗药，是与其他药相对而言，实际发汗力并不大，即使与桂枝、杏仁同用也不出多大汗。这一点在麻黄汤煎服法说明可看出，即"温服，服药后盖棉被取微似汗"。一些人因对麻黄功能的误解，而不敢正确用其药，更不敢用麻黄汤治疗肺炎，甚是遗憾。

2. 大青龙汤方证　症见：发热恶寒、身痛身重，无汗出而烦躁，舌苔白，脉浮紧。方药：

麻黄六钱，桂枝二钱，杏仁二钱，生姜三钱，大枣四枚，炙甘草二钱，生石膏一两半～四两。

此方证比较多见，可见于发病的第一天及一周内，甚至一周后。此方证的特点是，外寒夹饮的太阳表证与阳热盛的阳明里证同时并见，故治疗时发汗、清热并举。当里热重时重用生石膏。

3．小柴胡加生石膏汤方证　主症：寒热往来，口苦咽干，胸胁苦满，或纳差恶心，咳嗽胸疼，舌苔白腻或黄，脉弦细数。方药：

柴胡八钱，党参三钱，黄芩三钱，炙甘草三钱，生姜三钱，大枣四枚，半夏四钱，生石膏一两半～四两。

此方证多见于肺炎2～3天至一周左右，多呈现三阳合病之证，故治疗重在和解少阳兼以清阳明。针对寒热往来，用大剂柴胡为主药，佐以黄芩除热止烦，无疑是和解少阳的要药，但《伤寒论》六经辨证理论告诉我们，病之所以传入少阳，主要是胃气失振、气血内却。补中滋液，增强胃气，实是祛邪的要着。故本方中用人参（党参）、大枣、甘草、生姜、半夏温中健胃。徐灵胎谓："小柴胡汤之妙在人参"，确是见道之语。若咳嗽胸疼明显者，加桔梗、杏仁。若口渴、心烦明显者，加竹叶、麦门冬。或改用竹叶石膏汤加减。

4．大柴胡加生石膏汤方证　主症：寒热往来，口苦烦躁，咽干口渴，胸胁苦满，心下痞硬拒按，大便干燥，舌苔黄，舌质红，脉弦数。方药：

柴胡八钱，黄芩三钱，生姜三钱，大黄二钱，白芍三钱，大枣四枚，半夏四钱，枳实四钱，生石膏一两半～四两。

此方证多见于肺炎3～4天，更多见于强行发汗而热不退者。与前方相比，同是三阳合病，此是阳明里实热明显者。病初传少阳，势须人参、生姜、甘草等补中益气，既防邪侵入里，又助正祛邪于外。但已并于阳明，则须大黄兼攻里，人参之补，甘草之缓反非所宜，故去之。又因里热明显而再加生石膏。若再见口渴甚者，可更加麦门冬、干地黄。若大便秘结甚者，加芒硝四钱冲服。

5. 大承气汤方证　主症：潮热汗出，身痛，身重，不恶寒，腹胀满，短气，喘息，大便秘结，腹痛拒按，烦躁口渴，昼夜思睡，甚则神昏谵语，舌苔白厚干燥或黄褐，舌质红，脉沉弦滑数。方药：

大黄四钱，厚朴六钱，枳实三钱，芒硝六钱（分两煎分冲）。

按：本方证多见于肺炎2～3日后，此为阳明里实热证，老年人更为多见。肺炎呈现本方证，实热已达一定程度，又非此方不能救治。故当遇本方证时千万不能迟疑，要当机立断处方用药，要知不当用而用和当用而不用，均足以误人性命，关键所在须辨清方证。

应该说明的是，以上所列是肺炎常见的方证，因人体质的不同和感邪的不同，肺炎在各个时期的症状也就不同，所见方证也就很多，不但可见到麻杏石甘汤、白虎汤、桂枝加厚朴杏子汤、射干麻黄汤等三阳方证，而且还可见到麻黄附子细辛汤、理中汤、四逆汤、通脉四逆汤等三阴方证。临床实践中必须心中有数，对肺炎患者出现的各种方证，能及时适证用药，才能真正做到用中药治好肺炎。

验案

例1　杨某，男，16岁，病历号491385。

初诊日期1965年7月5日：发热寒战一天。昨日打篮球汗出身热，用冷水冲洗，半夜即感恶寒、身痛、头痛、咳嗽，经饮热水加盖棉被，症未见好转，出现寒战，身热更明显，舌苔薄白，脉浮紧数。体温39.9℃。胡老辨证为太阳表实的麻黄汤方证，用药与：

麻黄三钱，桂枝二钱，杏仁三钱，炙甘草二钱。

二诊7月7日。上药服后微汗出，恶寒、身痛减，体温38.5℃。但因咳嗽、胸痛明显，而去医院检查，X线检查：右肺上叶大片阴影，诊断为肺炎，治疗欲用青霉素，因药物过敏而仍求中医治疗。刻下症见：寒热往来，口苦咽干，右胸胁痛，咳嗽，吐黄黏痰，舌苔白微腻，脉弦细稍数。体温38.6℃。此乃表邪已传入少阳阳明，与小柴胡加生石膏汤加减：柴胡五钱，黄芩三钱，生姜三钱，半夏四钱，党参三钱，大枣四枚，炙甘草二钱，桔梗二钱，瓜蒌五钱，生石膏二两。

三诊7月10日：上药服两剂，寒热往来、胸胁痛皆已，咳减，吐少量白痰，体温36.6℃。上方改柴胡为四钱，减生石膏为一两半，加杏仁三钱，连服三剂，基本痊愈。

例2 张某，女，51岁。

初诊日期1964年9月25日：近几天因搬家劳累感疲乏无力，昨晚又感发热、恶寒，经急诊拍片诊为右上肺大叶性肺炎，因青霉素过敏而求中医治疗。今日仍身热、身痛、无汗、恶寒、口干、心烦、胸闷，时咳而胸痛，舌苔白根腻，脉浮紧。胡老辨证太阳阳明合病，与大青龙汤：

麻黄六钱，桂枝二钱，杏仁三钱，生姜三钱，大枣四枚，炙甘草二钱，生石膏三两。

结果：上药服一煎，汗出热退，尚余咳嗽，吐黄白痰，据证与半夏厚朴汤加减，调理一周而愈。

按：肺炎出现大青龙汤证者是非常多见的，用大青龙汤治疗疗效显著。惜患者先找西医，不好才再找中医，而证候已变为他证。医者应当知有是证，用是方。

例3 吴某，男，22岁，住院病案号54。

初诊日期1959年12月15日：发热恶寒二天，伴头痛、咽痛、咳嗽、胸痛胸闷，经X线检查：为右肺下叶非典型肺炎。既往有肝炎、肺结核、肠结核史。常有胁痛、乏力、便溏、盗汗。前医先以辛凉解表（桑叶、银花、连翘、薄荷、羌活、豆豉等）一剂，服后汗出热不退，仍继用辛凉解表，急煎服，高烧、自汗、头痛、咳嗽、胸闷、恶风、胁痛诸症加重。血常规检查：白细

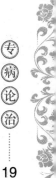

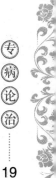专病论治

胞 8100，中性 70%。14 日静脉输液用抗生素，当夜高烧仍不退，体温 39.4℃，并见鼻煽、头汗出。又与麻杏石甘汤加栀子豉等，服三分之一量至夜 11 时出现心悸、肢凉。因请胡老会诊。胡老据：晨起体温 38.2℃，下午在 39℃ 以上，呈往来寒热，并见口苦、咽干、目眩、头晕、盗汗、汗出如洗、不恶寒，苔黄，舌红，脉弦细数，认为证属表已解，连续发汗解表，大伤津液，邪传少阳阳明。治以和解少阳兼清阳明，为小柴胡加生石膏汤方证：

柴胡五钱，黄芩三钱，半夏三钱，生姜三钱，党参三钱，大枣四枚，炙甘草二钱，生石膏二两。

结果：上药服一剂，后半夜即入睡未作寒热及盗汗。16 日仍头晕、咳嗽痰多带血。上方加生牡蛎五钱，服一剂。17 日诸症消，体温正常。12 月 22 日 X 线检查：肺部阴影吸收。

例 4　岳某，男，67 岁，病案号：122745。

初诊日期 1965 年 7 月 3 日：恶寒发热五天，伴头痛、咳嗽、吐黄痰，体温 39.5℃。曾服桑菊饮加减（桑叶、菊花、连翘、薄荷、杏仁、桔梗、荆芥、芦根、黄芩、前胡、枇杷叶等）二剂，热不退。经 X 线检查，诊断为左肺上叶肺炎。又用银翘散加减二剂，汗出而热仍不退。又与麻杏石甘汤加减一剂，汗大出而热更高，体温 41.1℃。请胡老会诊时症见：汗出，烦躁不宁，时有谵语，咳嗽吐黄痰，腹胀，大便五日未行。舌红苔黄腻，脉弦滑数。胡老认为证属阳明里实证，为大承气汤方证，药用：

大黄四钱（后下），厚朴六钱，枳实四钱，芒硝五钱（分冲）。

结果：上药服一剂，大便通四次，热退身凉。余咳嗽吐黄痰，继与小柴胡加杏仁、桔梗、生石膏、陈皮，服三剂而愈。

按：从以上论述和治疗验案皆可看出，胡老治疗肺炎所用都是《伤寒论》六经辨证和经方，且疗效确切，说明中医在古代已有治疗肺炎的经验。也就是说，如果真正掌握了《伤寒论》的六经辨证和方证，就能有效地治疗肺炎。

这里应当提到的是，肺炎常见的大青龙汤方证，其证的特点是外寒挟饮的太阳表热与阳明里热盛同时并见，所用大青龙汤发汗解表行饮兼清里热。方中的麻黄、桂枝、杏仁、生姜、大枣辛温发汗解表行水，生石膏辛寒清里热，诸药配伍共起辛凉清热作用。值得注意的是，一些人把热病以病因归纳为风寒或风热，治疗用药则分为辛温或辛凉，于是有人认为《伤寒论》缺乏辛凉清热药物，这是没学透《伤寒论》的六经辨证理论和未能理解其方药功能的表现。

在会诊病例 3 时，胡老特别指出：辛凉解表只是定了一个大法，并没有进一步辨清具体的方证，因此治疗用药偏于盲目，过度解表使津液大伤，造成汗出热不退或更甚。前已所述，把肺炎的发热分为风寒、风热所致是片面的，即使得知是风寒或风热，也要看患者所表现的症状，不论是风寒或还是风热，都可能在人体产生或热、或寒、或虚、或实、或表、或里的症状，分析这些症状所应归属的方证，才能明确当用方药。故胡老特别强调，中医治病辨证论治，不但要辨六经八纲、脏腑阴阳，更要辨方证，辨方证是六经八纲辨证的继续，它既是辨证的具体实施，也是辨证的基本功。也就是说，治病不能只有治疗大法如辛温发汗、辛凉清热、清阳明热、宣肺化痰……更重要的是要明确对证的方药。也就是说，辨方证比辨治疗大法更重要。对此，历代医家早有认识，如方有执研究《伤寒论》曾强调"守一法，不如守一方"，即是强调辨方证。从胡老治疗肺炎的经验可看出，中医看似简单，但做到真正掌握，必须在继承上下工夫和必须在临床上反复体验，方能成为一个较高明的中医。

治疗哮喘独特经验

治哮喘不用麻黄　却独崇大柴胡汤

刚跟随胡老学习，常感到其治病用药新奇。一天，遇到一位久治不愈的哮喘患者（例1），处方中既无补肾纳气的白果、五味子、肉桂、山萸肉、熟地等，亦无宣肺定喘的杏仁、麻黄，而用了大柴胡汤加味，因而问之："治喘为何不用麻黄？"胡老答曰："因无麻黄证。"又问："何为麻黄证？"胡老笑而答曰："这不是一句话能讲清楚的，待有时间再详细讲吧。"当时急待获得答案的学生，不免感到遗憾，但庆幸的是，自此每逢星期天，胡老就给我讲授他对经方的研究和临床经验，治疗哮喘不用麻黄，而常用大柴胡汤的道理也就迎刃而解了。

从六经辨证来看，哮喘常表现为太阳病或少阳病，尤以太阳少阳并病、少阳阳明并病和三阳并病为最多见，而且以实证为多见。中医所说的哮喘，一般多是指临床上的一个症状，以邪气实多见。有人观察了哮喘患者，除了给对证的方药外，同时采用了控制饮食、通腑涤肠等方法以消里实，使临床治愈率从20%～30%提高到70%～80%。元代的朱丹溪提出："哮主于痰。"明代的张景岳提出："喘有宿根，遇寒即发或遇劳即发，亦名哮喘。"都在说哮喘以实证多见。又据患者平时无咳喘、吐痰、头痛、身疼等症，知不在太阳；哮喘发作时有胸满、胁痛、汗出、咽干、便干等，多属少阳阳明合病；又据哮喘多发于夜晚，发作时及不发作时皆无咯痰，可排除痰饮为患，这样引起此类哮喘的主要原因当属瘀血阻滞。因此，此类哮喘多呈现少阳阳明合病兼挟瘀血，为大柴胡汤合桂枝茯苓丸方证。这便是胡老在治疗哮喘时，往往不用麻黄，而常用大柴胡汤加减的主要原因。这里必须强调一下，当然不是说，对所有的哮喘都不用麻黄，当病证在太阳有麻黄的适应证时也必用麻黄，这里仍是强调必须辨方证。

哮喘病发虽在肺　痰饮瘀血为主因

元代的朱丹溪提出："哮主于痰"，明确指出了痰阻气机，肺气不降是哮喘的主要病因病机，后世在这点上认识颇为一致。

明代张景岳提出的"喘有宿根"这一观点也为后世所接受。值得注意的是：有的哮喘患者在非发作期或长期发作后出现了一些虚损现象，可以说是久病伤肾，有的人就把此当作形成哮喘的根本，这是很片面的。《证治准绳》说："真元耗损，喘生于肾气上奔。"多是指肺气肿之属的气短、喘息，少见于喉中有痰鸣的哮喘。肾气上奔的哮喘，从理论上讲是有道理的，应予注意，但临床上这种哮喘是少见的，如果过于强调这一理论，就会造成对哮喘的成因及治疗的偏差。应明了哮喘以实证多见，也要注意虚证哮喘的存在。一般认为，实证哮喘的"宿根"多是指痰饮实邪，胡老通过长期临床观察、实践，认为瘀血是引起哮喘的重要因素之一。历代医家尚未明确提出瘀血能致哮喘，但《内经》有过类似的描述。如《素问·脉要精微论》曰："肝脉搏坚而长……当病坠若搏，因血在胁下，令人喘逆。"有似因瘀血在胸胁引发喘证。

现代病理研究也说明：在慢性气管炎（包括哮喘性支气管炎）末稍细支气管及肺泡间隔的超微结构的改变，可看到小血管内有血栓形成，与中医的肺有瘀血、血在胁下是相吻合的。

更能说明问题的是，临床上用活血祛瘀的方法治疗哮喘多有良效。近代临床报道用地龙、瓦松、蛞蝓等治疗哮喘收到明显的疗效。这些单味药具有解痉、抗过敏作用，从中医药性来分析，这些药物都有活血祛瘀的作用，从而也可说明哮喘病人有瘀血里实的存在。

基于以上说明，胡老认为，哮喘的主因是痰饮、瘀血（所谓宿根），诱因是外感、伤食、物理、化学、七情等其他刺激。即当外邪侵袭人体及外在或内在的因素刺激人体后，与体内的痰饮、瘀血相互搏结，阻塞肺气，使肺气上逆而产生哮喘。这就是外邪引动内邪，也即外因引动内因而发病。当然也有单是瘀血，或单是痰饮阻肺而发病的情况。认识到这一病因病理，对于指导辨证治疗有重要意义。因此，以痰饮、瘀血为纲，则

专病论治

哮喘证治了如指掌，今简述于下：

（一）以痰饮为主因的哮喘证治

外邪内饮，为常见的一种证。即是说，其人素有水饮、痰浊潜伏于体内，一旦遭受外邪侵袭，外邪激动里饮，壅逆于肺，则发为哮喘。即呈《伤寒论》所述"伤寒表不解，心下有水气"之证。治宜发汗解表，温化水饮。其中具体证治又分以下几种：

1. 射干麻黄汤方证　主症见：恶寒，身痛，痰多，喉中痰鸣，射干麻黄汤主之。口干、舌燥、心烦者，宜更加生石膏。

2. 小青龙汤方证　主症见：恶寒，身痛，无汗，咳逆倚息不得卧，咳唾白泡沫痰，小青龙汤主之。若见咽干、烦躁者，宜更加生石膏。

3. 葛根合小陷胸汤方证　主症见：项背拘急，胸满闷或痛，发热恶寒而喘，葛根汤合小陷胸汤主之。若心烦明显者，亦宜加生石膏。

4. 苓甘五味姜辛夏杏汤方证　主症见：咳逆，喘满，唾白泡沫痰，口中和，苓甘五味姜辛夏杏汤主之。

5. 麻黄附子细辛汤方证　主症见：恶寒，无汗，或背恶寒，四逆，精神疲惫，脉沉细，麻黄附子细辛汤主之。

（二）以瘀血为主因的哮喘证治

原有瘀血潜伏于体内，一旦外感或伤食或七情变化，诱使瘀血变化，上犯肝肺而发哮喘。若不驱瘀，则哮喘经久不愈，故凡哮喘不论寒暑经年不已者，多属瘀血为患。具体常见方证如下：

1. 大柴胡汤合桂枝茯苓丸方证　主症见：胸胁苦满，呼吸困难，心下急，口苦咽干，大便干燥。

2. 大柴胡汤合桃核承气汤方证　主症见：上证又见腹胀满，大便难通者。

以上二方证，若见口干舌燥或烦渴者，均宜加生石膏；若上证复有外感，发热恶寒而无汗者，则宜葛根汤，依证选用大柴胡汤、桂枝茯苓丸，或大柴胡汤合桃核承气汤三方合主之，见咽干烦躁者，亦宜加生石膏；若上证见汗出而喘明显者，则宜麻杏石甘汤，依证选用大柴胡汤合桂枝茯苓丸，或大柴胡汤合桃核承气汤三方合方主之。

（三）痰饮瘀血二因俱备的哮喘证治

既有外邪内饮，复有瘀血在里的哮喘也屡有所见。如常见有小青龙汤方证，复见大柴胡汤合桂枝茯苓丸合方证者（证见前），即以小青龙汤、大柴胡汤、桂枝茯苓丸三方合方主之。大便难通者，可易桂枝茯苓丸为桃核承气汤；若现射干麻黄汤方证者，即以射干麻黄汤为主，依证选用大柴胡汤、桂枝茯苓丸，或大柴胡汤、桃核承气汤三方合方主之。

以上各方证，若见口舌干燥或烦躁者，均宜加生石膏。

哮喘治疗效卓著　辨方证上下工夫

胡老非常强调，方证之学为医者的基本功。六经之分，只概括了为病的表里（赅半表半里在内）阴阳，当然还须进行寒热虚实的分析，则六经八纲俱无隐情，辨证至此，已可制定施治的准则。但是胡老特别强调，在临床应用上，这还是远远不够的。所谓准则，亦只是可汗、可下、可补等法则而已，究竟宜用什么方药，还须进行方证之辨。方证者，即方剂的适应证，如《伤寒论》所载桂枝汤证、柴胡汤证、白虎汤证等皆是也。辨方证为六经八纲辨证的继续，亦即辨证的尖端。中医治病有无疗效，其主要关键就在于辨方证是否正确。所以，医者必须对各种重要方剂要熟悉，无论是药物组成，还是药理作用，尤其具体的适应证，均须心中有数。今谨按病例分析如下：

病例1　康某，男，36岁，中学教师，病案号143153。

初诊日期1964年4月29日：三年前因食青辣椒而引发哮喘，始终未离西药治疗迄今未愈，冬夏无休，每次发作，常因偶尔咳嗽或喷嚏引发。自觉消化不好，大便干燥即为将发之预兆。发作时喘满胸闷，倚息不得卧。曾在长春、沈阳、哈尔滨等各大医院治疗均不见效而来北京治疗。来京亦多处求医，曾用割治疗法，两侧颈动脉体手术等疗法，皆毫无效果。又多处找名中医诊治，一名中医以宣肺定喘、补肾纳气等方药治疗7个多月，证有增无减，并告之："伤色太甚，虚不受补。"颇感精神痛苦，以致绝望。计返故里等死，后听别人介绍，到胡老这里最后一试。现在症状：喘闷，胸腹胀满，昼轻夜重，晚上哮喘发作，倚息不得卧，大汗淋漓，口干，便秘，心中悸烦，眠差易醒，舌苔薄白，脉沉缓。据证与大柴胡合桂枝茯苓丸加生石膏汤：

柴胡四钱，黄芩三钱，半夏三钱，生姜三钱，枳实三钱，炙甘草二钱，白芍三钱，大枣四枚，大黄二钱，桂枝三钱，桃仁三钱，茯苓三钱，丹皮三钱，生石膏一两半。

二诊5月3日：上药服第二剂后，症状减轻，服第三剂时，大便通畅，哮喘已，胸胁满、腹胀、心中悸烦均不明显，已不用西药氨茶碱等，上方继服三剂。

三诊1966年9月25日：出差来京，告知病情，两年来曾数次感冒咳嗽，但未出现哮喘。

按：本患者为支气管哮喘，三年来用中西药及手术治疗无效，关键是辨证不确，实用补治，方不对证，致使病长久不愈。初诊时证的特点：胸胁满闷，心中悸烦，汗出口干，大便秘结等，为少阳阳明合病证。发病既不为外感所诱发，又无痰饮证候，尤其昼轻夜重，多属瘀血为害。综合以上分析，为大柴胡合桂枝茯苓丸加生石膏汤方证，故予两解二阳合病，兼以驱瘀活血，因方药对证，故服之而收捷效。徐灵胎说："用药如用兵，实邪之伤，攻不可缓，用峻厉之药，而以常药和之。"本患者为瘀血实邪所致的哮喘，治疗应急速攻逐瘀血里实之邪，故用大黄、枳实、桃仁等峻厉之药，而以大枣、甘草、茯苓、生姜等常药和之。故大柴胡合桂枝茯苓丸加生石膏汤治疗瘀血里实证属少阳阳明合病之哮喘，其攻邪速捷，但不伤正。临床屡用此方药皆不用麻黄，而治疗哮喘屡见显效。

病例2　王某，女，62岁，病案号18161。

初诊日期1979年5月4日：肺炎后患咳喘已10余年，每秋冬发作，春夏缓解，但本次自去年冬发至今未缓解，上月底感冒后，哮喘加重。现在症状：哮喘甚，夜不得平卧，喉中痰鸣，伴咳嗽吐白痰量多，恶寒背冷，口中和，大便溏泄，日二三行，舌苔白微腻，脉弦细，两肺布满哮鸣音，左肺散在湿啰音。据证与射干麻黄汤加桑白皮桂枝杏仁：

射干三钱，麻黄三钱，桑白皮三钱，生姜三钱，桂枝二钱，炙甘草二钱，五味子三钱，细辛三钱，款冬花三钱，紫菀三钱，半夏三钱，杏仁三钱。

结果：上药服三剂，喘平，咳嗽吐白痰仍多，左肺偶闻干鸣音，未闻湿啰音。上方继服。7月17日随诊，仅有胸闷、吐少量白痰。

按：本例为喘息性支气管炎，哮喘症久，但来诊时外邪明显，主症为喉中痰鸣，咳嗽吐白痰量多，恶寒背冷，证属外邪内饮无疑，法宜发汗解表，除痰平喘，因多痰喉中嘶鸣，为射干麻黄汤方证，加减与之，故用之则验。

病例3　田某，女，20岁，本院学生，住院病案号129。

初诊日期1959年1月15日：哮喘、咳嗽5天。自1956年冬受风寒后，常发作哮喘、咳嗽，本次发作重而住院治疗，诊断为支气管哮喘。已服中药三剂未见效而请会诊。现在症状：哮喘咳嗽，端坐抬肩，不能平卧，喉中痰鸣，住病房楼三层，在一层即能闻其声，哮喘多由一阵咳嗽后加重，自感胸闷憋气，呼气易而吸气难，声音嘶哑，咳嗽吐白泡沫痰，鼻塞流清涕，喷嚏，胃口不好，厌食油腻，大便干少，膝肘关节痛，舌苔薄黄，脉细数，两肺满哮鸣音。证属太阳阳明少阳合病，与大柴胡汤、葛根汤、大青龙汤三方合方治之：

柴胡四钱，枳实三钱，白芍三钱，黄芩三钱，酒军三钱，生姜三钱，大枣四枚，半夏三钱，麻黄三钱，葛根三钱，杏仁三钱，桂枝三钱，炙甘草一钱，生石膏一两半。

二诊1月16日：上药服一剂，哮喘平，声嘶哑也减，仍感胸闷气憋，咳吐白痰。易医开方：旋覆花三钱，苏子三钱，半夏二钱，橘红一钱，杏仁三钱，紫菀二钱，桑白皮三钱，炙甘草一钱。

三诊1月17日：哮喘又作，喉中痰鸣，咳嗽吐白泡沫痰，声音嘶哑，自觉胸胁疼痛，喉中发紧，舌苔薄黄，脉小数。证仍属太阳阳明合病未解，与大柴胡合大青龙汤加减：柴胡四钱，枳实三钱，白芍三钱，半夏三钱，生姜三钱，大枣四枚，麻黄三钱，桂枝三钱，杏仁三钱，炙甘草一钱，生石膏一两半，山栀三钱，厚朴三钱。

四诊1月21日：上药服三剂，喘平。昨天感受风寒，今早又感喉部发紧，轻度作喘，咳嗽吐白痰，两下肢起荨麻疹作痒，小便短赤，大便干，纳差，舌苔薄黄腻，脉细数。刻下外邪盛，里热轻，故重在解表化饮，佐清里热，与小青龙汤加生石膏：麻黄三钱，白芍三钱，桂枝二钱，半夏三钱，细辛二钱，炮姜二钱，五味子三钱，炙甘草一钱，生石膏一两半。

五诊1月22日：上药服一剂，咳喘皆平。改专方治荨麻疹，调理胃口，两日出院。

按：此患者始终有里实证，治疗只宣其肺，必引里邪上犯于肺加重喘逆。即使注意到泻里实，但用何种方药合适，还要进一步分辨。同时因不同的时期出现不同的变证、兼证，对此也必须选用相对应的方药，才能使药到病除，克期不衍。分析本例，初见哮喘、胸满、不能平卧、厌食油腻、大便干少等，此为半表半里及里实热证。鼻塞声嘶、关节痛疼等为外寒在表，属太阳阳明少阳合病，为大柴胡汤、大青龙汤、葛根汤三方合方的适应证，故用一剂，哮即平。二诊时，他医开方，虽用宣肺化痰平喘之剂，因未治其里实，故哮喘发作又重。三诊时，虽仍有外寒，但因关节痛疼等症已不明显，而以咳喘吐痰等痰饮证及里实证明显，为大柴胡合大青龙汤的适应证，故加减服用三剂又使喘平。四诊时，因新受风寒，尚挟里热，为小青龙汤加生石膏的适应证，故进一剂哮即平。从其治疗兼证来看，三次处方都有兼治表证的方药，但有关节痛者，合用葛根汤；无关节痛而痰饮盛者合用大青龙汤加厚朴；有小便不利者，用小青龙汤。总之，治疗哮喘，表现的证不同，所用方药也就不同，方证对应，是见效的关键。由此也说明：进行辨证论治时，如能继承、掌握前人对方证的研究经验，再根据病人证的特点，选一相对应的方药，不但能确保疗效，而且能加深对方证的认识及对中医理论的认识。

病例 4　许某，女，30 岁，住院病案号 3965。

初诊日期 1964 年 6 月 29 日：咳喘气短已 10 余年，每至冬季病剧。近两年来因爱人病故，心情不好，发病加重，曾两次吐血。今年春节后病情逐渐加重，至今未曾缓解，于今年 5 月 26 日住院治疗，诊断为哮喘性支气管炎合并肺气肿。经治疗一个多月，前后用苏子降气汤合定喘汤、麻杏石甘汤、桑杏汤等加减治疗皆不效。自 6 月 19 日至 6 月 29 日加服蛤蚧尾一对、西洋参 60 多克，病情越来越重，因要求请胡老会诊。现在症状：喘息抬肩，心悸气短，汗出淋漓，因咳喘而不能平卧，吐白泡沫痰，时夹有黄痰，面部潮红，形体疲惫，难以行动，语言无力，饮食减少，二便尚调，时腰背疼痛，心情抑郁，时常泣下，舌苔白腻，脉细微数。此属二阳合病，为大柴胡合桃核承气汤方证，与：

柴胡四钱，半夏三钱，黄芩三钱，白芍三钱，枳实三钱，大黄二钱，生姜三钱，大枣三枚，桃仁三钱，桂枝二钱，丹皮三钱，炙甘草二钱，冬瓜子三钱，生石膏一两半。

二会诊 7 月 1 日：上药服一剂，喘小平，汗大减，已能平卧。

昨夜微冒风寒，晨起头痛，仍宗上方加减：上方去冬瓜子，加瓜蒌八钱。

三会诊 7 月 2 日：精神转佳，能慢步行走，自理生活，面部潮红之象略减，昨晚月经来潮，本次提前 15 日，量多色淡，无瘀血块，大便微溏，仍宗前法加减：柴胡四钱，白芍三钱，枳实三钱，半夏三钱，黄芩三钱，生姜三钱，大枣三枚，大黄二钱，炙甘草二钱，生地五钱，麦冬三钱，瓜蒌一两，生石膏二两。

四会诊 7 月 4 日：病情渐平稳，纳食稍香，喉中微有痰鸣，胸中时痛热，舌苔薄黄腻根厚，脉细滑，仍宗前法加减：柴胡四钱，白芍四钱，半夏三钱，黄芩三钱，生姜三钱，大枣三枚，枳实三钱，麦冬四钱，瓜蒌两，大黄二钱，炙甘草二钱，竹茹二钱，茯苓三钱，桂枝三钱，生牡蛎八钱，生石膏二两。

五会诊 7 月 11 日：病情稳定，夜得安眠，纳食亦增，唯每早微喘、气短，继以上方加减，回家调养。

按：此哮喘病人，正气虚衰确实存在，但因同时有里实和外感表证，前医未先解表和治里实，而反用人参、蛤蚧先补其虚，故使哮喘越来越重，以致大汗淋漓，卧床不起。表里皆实反补其里，犹如开门揖寇，正如徐灵胎所说："虽甘草、人参，误用致害，皆毒药之类也。"初会诊时，表证已渐消，而以里有痰热挟瘀血为主，为大柴胡合桃核承气汤的适应证，故进一剂而喘小平，大汗亦减。三会诊时，里实去其大半，因大汗伤津、伤血，致使月经前期色淡，故加入生地、麦冬养血清热。此时扶正也不能忘祛邪。由此可知，哮喘有邪实者，务必先予驱邪为要。

病例 5　王某，53 岁，中学教师，病案号 11188。

初诊日期 1978 年 11 月 24 日：哮喘 3 年。1976 年夏天因闻敌敌畏后患哮喘，伴咳嗽吐白痰，经治疗两个多月缓解。今年 8 月地上撒了大量敌敌畏又引发哮喘。曾两次住院治疗，用抗生素、激素等，症状暂时缓解，但出院后不久又发如初。常服西药扑尔敏、氨茶碱等，效果不理想。又服中药汤剂及胎盘、黄芩、紫花杜鹃片等，效果也不明显。现在症状：哮喘不能平卧，喉中痰鸣，咳嗽吐白痰，量多，咳嗽则遗尿，口苦咽干，思饮，心下满闷，每天服紫花杜鹃九片、三片氨茶碱，晚上可以平卧，大便如常，舌苔白根厚腻，脉沉细弦，右寸浮。心律齐，心率96次/分，血压150/100毫米汞柱，末梢血象检查：白细胞10400/立方毫米，嗜酸细胞1122/立方毫米，两肺满哮鸣音，西医诊断：支气管哮喘合并慢性支气管炎。中医辨证：痰热挟瘀，与大柴胡汤合桂枝茯苓丸加减：

柴胡四钱，黄芩三钱，半夏三钱，枳实三钱，石韦五钱，白芍三钱，大黄一钱半，生姜三钱，桂枝二钱，桃仁三钱，大枣四枚，茯苓四钱，丹皮三钱。

二诊11月28日：服第一剂咳嗽减轻，服第二剂痰消尽，遗尿已，喘已不明显，上二层楼亦不感喘，但每天仍服氨茶碱三片。心下满消，仍口苦咽干，思饮，身冷，纳差，大便日2～4行，舌苔白，脉弦细，右寸浮。坐位听诊：两肺未闻哮鸣音，卧位可闻哮鸣音。血150/100毫米汞柱，末梢血象检查：白细胞7800/立方毫米，嗜酸性白细胞440/立方毫米。上方加焦三仙各三钱。

三诊12月8日：喘平，大便日3～4行，上四层楼不感喘，但昨天又感胸闷，早起口苦，舌苔白腻根厚，脉弦细。卧位听诊两肺散在哮鸣音。血压150/100毫米汞柱。上方去大黄，加熟军二钱。

四诊1979年4月12日：追访患者，自觉良好，与学生一起跑步也不喘，两肺听诊（-），卧位也未闻干湿性啰音及哮鸣音。血压140/100毫米汞柱，血象检查：白细胞770/立方毫米，嗜酸性白细胞154/立方毫米。

按：一般认为，支气管哮喘患者，约半数有轻度或中度嗜酸性白细胞升高，其升高可反映人体的过敏状态，本患者是过敏性支气管哮喘，前医试图从中西医结合抗过敏（用扑尔敏、黄芩、胎盘等）治疗未见效，而胡老用大柴胡汤合桂枝茯苓丸加减收捷效，不但喘平，且见嗜酸性白细胞恢复正常。因此，可以说该方药有抗过敏作用。但应说明的是，这一疗效的取得，是建立在辨证施治的基础上的，是方证对应的结果。据此，可以认为，在治疗哮喘上，中医的辨证施治，方证对应，目前确比西医的脱敏疗法及其他疗法有优越之处。因此，在中西医结合治疗哮喘时，有必要重视辨方证，以利于疗效的提高和中西医理论的阐明及发展。

病例6　唐某，女，40岁，病案号81486。

初诊日期1980年3月11日：自去年3月出现哮喘，经服中西药治疗不缓解，前医曾按三阳合病与服大柴胡汤合葛根汤加生石膏38剂不效。近期症状：白天无咳喘，但有鼻塞流涕，头痛，精神不佳，思睡，背恶寒，晚上胸闷喘息，喉中痰鸣，吐少量白痰，口干不思饮，大便干，舌苔薄黄，脉弦细沉。变态反应检查：对尘土、螨、花生、芝麻、大豆等八种物质过敏；血流变学检查：全血比黏度6.25mPa·s，血浆比黏度1.98，全血还原黏度11.17，红细胞电泳16.70／s，红细胞压积47%。免疫球蛋白检查：IgG 1.24g／L，IgA 1.10g／L，IgM 1.38g／L。血乙酰胆碱44.9μg%。西医诊断：支气管哮喘。中医辨证：少阴表寒挟饮。治以温阳强壮化饮，与麻黄附子细辛汤：

麻黄二钱，制附子二钱，细辛二钱。

结果：上药服三剂，鼻塞明显好转，头痛减轻，渐增加附子用量至四钱，经服两月，喘平。复查血流变学：全血比黏度4.86mPa·s，血浆比黏度1.94，全血还原黏度9.74，红细胞电泳15.03／s，红细胞压积40%。免疫球蛋白：IgG 2.34g／L，IgA 0.99g／L，IgM 2.11g／L。血乙酰胆碱

63.60μg%，经随访三年未见复发。

按：本例是虚寒性哮喘，前医因辨证不仔细而误认为三阳合病，故服了38剂汤药而不见效。患者长期有鼻塞流涕、头痛等症，可知病在表。但有背恶寒、精神不佳、白天思睡，当知表不属太阳而应属少阴。又据脉沉弦细、喉中痰鸣、咳嗽吐少量白痰、口干不思饮等，当判定为少阴挟饮，为麻黄附子细辛汤的适应证，故谨守病机，治疗两月而喘告愈。

俗有"内科不治喘，治喘丢了脸"之说，是说哮喘病难治。但是中医各代仁人志士并没有知难而退，而是知难而上，不断总结治疗经验，使一个个哮喘难证不断被攻克。这里应该注意的问题是，中医治疗哮喘是前人几代、几十代、几十年、几百年乃至几千年的经验总结，学习和继承前人的经验是非常重要的。胡老正是"勤求古训，博采众方"，终生不辍。从以上六个病例可看出，治疗哮喘所用方药都是经方，用古方治今病疗效卓著。这里说明，在继承前人经验上，胡老的功夫深，在临床实践上胡老的功夫更深。从病例6还可以看到，临床辨证必须仔细，稍有疏漏，则功溃在即。本是少阴病，判为三阳病，治疗时不可能收效，服38剂药不见效，服50剂药也不会见效，所谓差之毫厘，谬之千里是也。而辨证、辨方证正确后，服三剂即见显效。这里也说明，哮喘症状复杂多变，因之治疗不易，但仍是有方药可医的，只是治疗时不能用一方一药，其治疗有效与否，取决于辨证准确与否，更取决于辨方证的准确与否。也可知，胡老认为中医治病有无疗效，其主要关键，就在于方证是否辨得正确。胡老首先在中医界提出"辨方证是辨证的尖端"，绝非虚言，而是一生心血的总结。

专病论治

33

论治肝炎肝硬变

胡希恕老中医，在六十年代，曾治疗了大量肝炎和肝硬化患者，积累了不少宝贵经验，并多次作学术报告，其经验和学术思想也多次刊登于报刊、杂志。

他治疗肝炎、肝硬变的特点：第一，不是用一方统治一病，而是据症状特点辨方证，用相应的方药治疗。第二，多用经方治疗。胡老所用经方很多，其论治经验丰富多彩，为了便于记忆，把其论治主要经验概括为三大法，这就是：急性黄疸型肝炎以利湿、清热、疏肝为大法；无黄疸型慢性肝炎以疏肝、祛瘀、和胃为大法；肝硬变、肝腹水以益气、淡渗、祛瘀为大法。

利湿清热疏肝主退黄

（一）有关黄疸型肝炎的论治 黄疸多见于急性肝炎，病因主为湿热。《伤寒论》第 236 条："阳明病，发热、汗出者，此为热越，不能发黄也。但头汗出、身无汗、剂颈而还、小便不利、渴饮水浆者，此为瘀热在里，身必发黄，茵陈蒿汤主之。"即是说，黄疸的形成，主为瘀热在里，即湿热相瘀于里不得外越之意。胡老精研《伤寒论》有关论述，又结合临床总结指出：若热胜于湿者，见大便难等症为阳明证，古人谓为阳黄；若湿胜于热者，见大便溏等症为太阴证，古人谓为阴黄。阳黄宜下，茵陈蒿汤、栀子大黄汤、大黄硝石汤等为治黄常用之良方。阴黄则但利其小便，宜茵陈五苓散等。不过以上诸方适证应用，虽能驱黄，但有的黄去，而肝炎常迁延不愈。因肝喜疏泄而恶郁滞，肝病则气郁不疏，肝气久郁，则血脉凝滞而致血瘀，故令不愈，法宜驱黄中兼以疏肝，则黄去肝炎亦治。

（二）常见方证 急性黄疸型肝炎临床症状变化多端，自有许多适应治疗的方证，胡老常用的是以下两个方：

1. 大柴胡合茵陈蒿汤方证 主症：发黄，胸胁苦满，呕逆微烦不欲食，大便干燥，小便黄赤，腹胀满，舌苔白腻或黄，脉弦滑数。方药：

柴胡八钱，半夏四钱，黄芩三钱，白芍三钱，枳实三钱，大黄二钱，栀子三钱，茵陈蒿六钱，生姜三钱，大枣四枚。

加减法：若上证又见心中懊恼、发热者，上方再加豆豉六钱；若大实满、小便不通者，加黄柏三钱、硝石四钱。

2．柴胡茵陈五苓散方证　主症见：心烦喜呕，不欲食，小便不利，大便溏薄，舌苔白，脉弦细。方药用：

柴胡六钱，半夏四钱，黄芩三钱，党参三钱，生姜三钱，茵陈蒿六钱，猪苓三钱，茯苓三钱，苍术三钱，泽泻五钱，桂枝二钱，大枣四枚，炙甘草二钱。

（三）验案

例1　刘某，男，63岁，病案号17879。

初诊日期1965年3月1日：一周前高烧，不久两眼巩膜发黄，小便黄如柏汁。现兼见两胁胀满，纳差，口苦，恶心，舌苔白，舌质红，脉弦稍数。GPT219单位（正常值100单位），黄疸指数20单位。据证分析，此为大柴胡合茵陈蒿汤方证，用其加减：

柴胡四钱，半夏三钱，黄芩三钱，白芍三钱，枳实三钱，栀子三钱，大黄二钱，茵陈蒿一两，生姜三钱，大枣四枚。

结果：上方服七剂，黄疸退，服二十一剂，症渐消，一个月后复查肝功正常。

例2　王某，男，25岁，病案号3343。

初诊日期1978年4月27日：两月前患痢疾，痢止后出现腹胀、腹水、下肢浮肿，经检查诊断为"肝炎、肝硬化"。曾在某医院住院治疗两月不见好转。现症见：腹胀，低烧，纳差，乏力，头晕，便溏，尿黄，舌质红，舌苔薄白，脉弦数。巩膜轻度黄染，腹部膨隆，腹水征（+），下肢可凹性浮肿（++）。实验室检查：GPT大于600单位，TTT17单位，TFT（+），HBsAg1：32。蛋白电泳：白蛋白46.4%，α_1 3.48%，α_2 8.7%，β 14.9%，γ 26.7%。腹腔穿刺液：细胞总数310个/立方毫米，WBC280个/立方毫米。超声波检查：肝肋下1.5厘米。证属肝气郁结，湿热内蕴，为大柴胡合己椒苈黄汤方证，药用：

柴胡四钱，半夏三钱，黄芩三钱，枳壳三钱，白芍三钱，生姜三钱，大枣四枚，木防己三钱，椒目三钱，大黄二钱，葶苈子三钱，茵陈蒿八钱。

结果：上药服七剂后，因出现鼻衄、心中烦热而与三黄泻心汤四剂，鼻衄止、心中烦热消失，而以少腹坠痛、肝区痛、纳差、下肢浮肿为主，故与四逆散合当归芍药散加减，服药月余，纳增，面丰满而红润，症以肝区痛、气短、小便少、下肢浮肿为主，故改服柴胡桂枝干姜汤合当归芍药散加丹参、茵陈。半月后，查腹水已消，下肢浮肿也不明显，仍以大柴胡合己椒苈黄汤加减，治疗五个月余，查肝功正常，HBsAg1：16，蛋白电泳：白蛋白 65%，α_1 4.09%，α_2 6.1%，β 9.5%，γ 15%。

按：此患者治疗半年后，肝功正常，腹水大致消退，但每年春季以后，肝功逐渐升高，直至10月以后方逐渐恢复正常，连续观察两年如此，但腹水、浮肿未再出现，三年后失去联系。值得说明的是，急性黄疸型肝炎多属阳黄，尤以例1所见以大柴胡合茵陈蒿汤方证为常见。临床虽亦有阴黄，但以胃虚小便不利、大便溏薄为主的柴胡茵陈五苓散方证多见。而真正太阴虚寒下利者，则很少见。又据胡老多年经验认为：黄疸型肝炎并发腹水者为难治。例2是疗效较好的一例，惜观察时间较短。

疏肝祛瘀和胃使邪却

（一）有关无黄疸型慢性肝炎的论治　找中医看病的肝炎患者中，更多的是无黄疸型肝炎，其中也有急性肝炎，但多数则为慢性患者，其病程长，病情多变，治疗起来颇费心神。《灵枢·五邪》篇有"邪在肝，则两胁中痛，寒中，恶血在内，行善掣节，时脚肿。取之行间，以引胁下，补三里以温胃中，取血脉以散恶血，取耳间青脉以去其掣"的记载，颇似对无黄疸型肝炎的证治论述。胡老治肝炎，即宗其义，确有良验。胡老译释这段论述认为，前段是述其证，后段是论其治。肝炎患者多有肝脾肿大则胁中痛，肝区在右，本应右胁痛，剧则涉及于脾，故两胁中痛。寒中，即胃中寒，因肝病传脾，胃不和而寒停于中。恶血，即瘀血。恶血在内者，肝藏血而喜疏泄，肝病气郁，血液凝滞，因致恶血在内。行善掣节者，谓下肢酸软，行动则觉关节牵掣不利，由气滞血瘀所致。时脚肿者，由于胃虚有寒，不能制水。取之行间，以引胁下者，谓刺行间穴，用泻法以疏肝。补三里以温胃中者，谓刺足三里穴，用补法以温胃中寒。取血脉以散恶血者，谓以针刺放血以散瘀血。取耳间青脉以去其掣者，谓放耳间静脉血以治行则掣节。此原是论述有关针灸的治疗大法，但其理也很近于内科的证治。

基于以上的论述，结合临床观察，慢性无黄疸型肝炎病的形成，多为气郁而瘀，治疗既宜疏肝又须祛瘀。胃为生之本，肝病每使胃不和，治宜和之，和者当重视其胃气，不可使胃气有伤。胃气衰者，病必不除，胃气败则死。因此，疏肝、祛瘀、和胃三者，为治慢性肝炎的原则大法。不过胡老特别强调：具体证治，还须细辨方证，他一再指出：方证者，方药的适应证，此本出自仲景书，为用经方的准则。论中有桂枝汤证、柴胡汤证，柴胡汤证中又有小柴胡汤方证、大柴胡汤方证、柴胡桂枝干姜汤方证等，这些柴胡汤方证均有疏肝作用，然各有一定的适应证，如使用正确则得效益彰，如果用得其反，不但无益，反而有害。治疗肝炎，必须依据症状辨方证，然后选用适应的方药，才能治好肝炎。

（二）常见方证

无黄疸型肝炎的方证常见以下几个：

1. 柴胡桂枝干姜汤合当归芍药散方证：主症：胸满胁痛，渴而不呕，身倦乏力，下肢酸软，或肩背痛，或腰痛，或头晕，大便偏干，舌苔白，脉弦细。方药：

柴胡八钱，黄芩三钱，花粉四钱，生牡蛎三钱，桂枝三钱，干姜二钱，白芍六钱，当归三钱，川芎二钱，丹参一两，茯苓四钱，苍术三钱，泽泻六钱，炙甘草三钱，茵陈蒿八钱。

加减法：若上证见肝区痛剧者，加王不留行三钱、葱须三钱，旨在活血疏肝止痛；口舌干燥而烦渴不已者，加生石膏一两半；肝功已正常，而证犹不了了者，上方去丹参、茵陈蒿，适证加减他药，继服至症状消除为止。

2．小柴胡当归芍药散茯苓饮方证：主症：胸胁苦满，心下逆满，痞硬，恶心，噫气，甚则吞酸，胃脘疼，不能食，大便时溏，舌苔白腻，脉弦细。方药：

柴胡八钱，党参三钱，黄芩三钱，半夏四钱，枳实三钱，陈皮一两，生姜三钱，白芍六钱，当归三钱，川芎三钱，茯苓四钱，苍术三钱，泽泻六钱，丹参一两，茵陈蒿八钱，大枣四枚，炙甘草二钱。

加减法：肝区痛甚者，加王不留行三钱、苦桔梗二钱，旨在活血理气止痛；口渴明显者，加白茅根五钱。

3．小柴胡丹参茵陈甘草汤方证：主症：食欲不佳，或无明显不适，但肝功不正常，小儿肝炎多见本方证。方药：

柴胡八钱，党参三钱，黄芩三钱，半夏四钱，丹参一两，茵陈蒿八钱，生姜三钱，大枣四枚，炙甘草三钱。

加减法：腹胀明显或有嗳气者，加陈皮一两，理气和胃降逆；大便干而不爽者，加白术五钱，健中和胃。

4．四逆散合当归芍药散方证：主症：胸胁及心下满，时有眩悸，肝区隐隐痛，不呕不渴，腹胀或痛，小便不利而大便溏频，舌苔薄白，脉弦。方药：

柴胡四钱，白芍六钱，当归三钱，枳实四钱，川芎三钱，苍术三钱，泽泻六钱，炙甘草三钱，茯苓四钱。

加减法：肝区痛者，加王不留行三钱、三棱二钱、莪术二钱，理气活血止痛；肝功不正常者，加丹参一两、茵陈蒿八钱；肝脾肿大者，加鳖甲三钱、龟板三钱；面部色素沉着，或下肢皮肤色素沉着、黑斑、瘀斑明显者，合用大黄䗪虫丸。

5. 大柴胡汤合桂枝茯苓丸方证：主症：胸胁苦满，心下急，微烦欲呕，肝区痛剧，GPT 偏高，舌苔黄，大便干燥。方药：

柴胡八钱，半夏四钱，黄芩三钱，枳实三钱，白芍三钱，桂枝三钱，桃仁三钱，丹皮三钱，茯苓三钱，大枣四枚，生姜三钱，茵陈蒿八钱，大黄二钱。

加减法：肝炎本多虚证，尤以血虚水盛多见，但在漫长病变过程中，或因气滞血瘀而实，或因外邪相加而实，故时有呈现大柴胡汤合桂枝茯苓丸方证者，当适证应用；若遇有里实燥结甚者，可加芒硝三钱冲服；而大便偏溏者，可去大黄；肝功不正常者，可加丹参一两、茵陈蒿八钱。

（三）验案

例 3　伊某，女，26 岁，病案号 4216。

初诊日期 1979 年 5 月 18 日：自 1976 年 4 月起肝功一直不正常，经中西药治疗不见好转，后在本院门诊以清热利湿、活血解毒法治疗半年多亦未见效果。查肝功：TTT8 单位，TFT（++），GPT766 单位（正常值 100），HBsAg1∶32。主要症状：下肢酸软，右胁疼痛，恶心，嗳气，纳差，夜间肠鸣，月经前期，舌苔薄微黄，脉弦细。证属肝郁血虚，水饮停滞，治以疏肝理气，养血利水，与柴胡桂枝干姜汤合当归芍药散加减：

柴胡六钱，黄芩三钱，生牡蛎三钱，天花粉四钱，桂枝三钱，干姜二钱，白芍三钱，川芎三钱，王不留行三钱，丹参一两，茵陈蒿八钱，茯苓五钱，苍术三钱，炙甘草三钱。

结果：上药服三剂，因出现尿频、尿痛、尿急，改服猪苓汤加生苡仁三剂，症除。又因恶心腹胀，大便溏等，改服小柴胡汤合茯苓饮六剂，恶心腹胀消失，大便转常，再投与初诊时原方加减，服用二月。12 月 17 日查肝功正常，HBsAg1∶16。

例 4　索某，男，25 岁。病案号 43609。

初诊日期 1978 年 5 月 8 日：自 1977 年 4 月诊断为肝炎，

GPT 一直波动在 300～600 单位，曾经住院服西药治疗一年无效。本月查肝功：GPT600 单位以上，胆红素定量 1.6 毫克%，TTT10 单位，TFT（+），HBsAg1∶32。主要症状：乏力，肝区痛，常咽痛，小便黄，舌苔薄白，脉弦数。胡老诊脉后指出：此证虽病久且见乏力，乍看为虚，但细看脉证，实为肝郁偏实热之证，故拟以疏肝祛瘀、清热利湿之法，与大柴胡汤合桂枝茯苓丸茵陈蒿汤：

柴胡六钱，黄芩三钱，白芍三钱，大枣四枚，半夏四钱，桂枝三钱，大黄二钱，生姜三钱，枳壳三钱，桃仁三钱，丹皮三钱，茯苓四钱，炙甘草二钱，茵陈蒿八钱。

结果：上药加减服用三个月，咽痛已，肝区痛偶现。查肝功：GPT143 单位，TTT（-），TFT（-），胆红素量 0.9 毫克%，HBsAg1∶32。但大便转溏，乏力腹胀明显，说明邪实去，而本虚明显，证为血虚水盛为主，故与柴胡桂枝干姜汤合当归芍药散加减，药用：柴胡六钱，桂枝三钱，黄芩三钱，天花粉四钱，生牡蛎四钱，干姜二钱，炙甘草二钱，白芍三钱，川芎三钱，当归三钱，苍术三钱，泽泻三钱，丹参一两，茵陈蒿八钱，茯苓四钱。又服一个月，症状消失，肝功正常，HBsAg（-）。

益气淡渗祛瘀保肝康

有关肝硬化、肝腹水的论治

《金匮要略·水气病》篇曰："脉得诸沉，当责有水……肝水者，其腹大，不能自转侧，胁下腹痛。"揭示了肝硬化、肝腹水的脉证。胡老认为，该病主要是气虚血虚，血虚水盛，为本虚标实之证，治疗不能急于攻水而求近效，要特别注意慎用大戟、芫花、甘遂、黑白丑等攻伐逐水之品。这些都是毒性明显的药物，肝硬化、肝腹水多是慢性肝炎迁延不愈，肝功衰竭已极，已不能耐受这些药物的毒性刺激。肝脏本是重要的解毒器官，肝功衰竭，无能力解毒，有毒物质将进一步毒害肝、肾等器官，致使人体全身衰竭。此时的治疗，唯有益气养血、祛瘀利水治其标本，即以益气养血养肝保肝，以祛瘀活血软坚消肝脾肿大，以淡渗利水消腹水、浮肿。这样慢慢消息，以期望肝细胞再生、肝功趋向正常。

常见方证

1. 茯苓饮合五苓当归芍药散方证 主症：乏力，纳差，消瘦，腹满腹水，面色萎黄或有色素沉着，舌苔白少津，脉沉滑。方药：

茯苓六钱，党参三钱，陈皮一两，生姜三钱，枳壳三钱，桂枝三钱，猪苓三钱，苍术五钱，泽泻五钱，当归三钱，白芍三钱，川芎三钱。

加减法：腹胀、浮肿明显者，加大腹皮三钱、槟榔三钱；纳差者，加砂仁三钱；肝功不正常者，加丹参一两、茵陈蒿八钱；肝脾肿大者，加鳖甲五钱、龟板五钱，或加服鳖甲煎丸三钱，一日二次，或用大黄䗪虫丸二钱，一日二次。

2. 小柴胡茵陈五苓散方证 主症：口苦咽干，腹胀腹水，乏力纳差，小便黄少，舌苔白腻或黄，脉弦细。方药：

柴胡五钱，党参三钱，桂枝三钱，茯苓四钱，苍术三钱，猪苓三钱，泽泻五钱，黄芩三钱，半夏三钱，生姜三钱，炙甘草二钱，茵陈蒿八钱，大枣四枚。

加减法：胁痛明显者，加白芍三钱、当归三钱、王不留行三钱；肝功不正常者，加丹参一两。

验案

例5　费某，男，46岁，住院病案号92282。

初诊日期1965年8月20日：1961年6月发现急性黄疸型肝炎，不断治疗，病情反复。近半年来，出现腹胀、腹水，某医院查有食道静脉曲张、脾大，诊断为肝硬化腹水，服西药症状反而加重，而求中医治疗。现症：腹胀甚，胸胁满，纳差，嗳气，头晕目花，口干稍苦，有时鼻衄，舌苔白，脉沉弦滑。证属血虚水盛，水郁久化热，治以养血利水，与柴胡桂枝干姜

汤合当归芍药散加减：

柴胡四钱，桂枝三钱，黄芩三钱，天花粉四钱，干姜二钱，炙甘草二钱，生牡蛎三钱，当归三钱，川芎三钱，白芍三钱，苍术三钱，泽泻五钱，茯苓四钱，生地炭三钱，阿胶三钱。

结果：上药服十四剂，9月4日复诊，口苦咽干已，鼻衄未作，腹胀稍减，改服茯苓饮合当归芍药散五苓散：茯苓四钱，党参三钱，枳壳三钱，陈皮一两，苍术三钱，当归三钱，白芍三钱，川芎二钱，桂枝三钱，砂仁三钱，木香三钱，大腹皮三钱，木瓜三钱。

上药加减治疗五月余，腹胀、腹满已不明显，下肢浮肿消，腹水明显减少。嘱其回原籍继续服药，并加服鳖甲煎丸，以图进一步好转。

按：肝硬化、肝腹水多是慢性肝炎长期不愈变化而来，但是不少患者，在发现急性肝炎时就已经出现了肝硬化、肝腹水，如验案例2。因此，肝炎和肝硬化、肝腹水的病理和临床症状是虚实夹杂，交错出现，治疗上也就不能截然分开。急性黄疸型肝炎，以利湿、清热、疏肝为主；无黄疸型慢性肝炎，以疏肝、祛瘀、和胃为主；肝硬化、肝腹水，以益气、淡渗、祛瘀为主，这三大法是说治疗的一般规律大法，并不是一成不变的公式。每一法也可用于各型肝炎、肝硬化、肝腹水中，如验案例2有肝硬化、肝腹水而用了利湿、清热、疏肝法。这就是说，治疗时主要看具体症状所表现的方证，即有是证，用是方。

从以上的治疗经验中可看出，当肝功不正常时，胡老喜用大量的丹参、茵陈蒿；当有肝脾肿大时，常用鳖甲、龟板。这是来自于多年的经验总结，也是源自于经方的理论。如有关丹参的功能、主治，《神农本草经》认为："味苦，微寒，无毒，主心腹邪气，肠鸣幽幽如走水，寒热积聚，破癥，除瘕，止烦满，益气。"有关茵陈蒿的功能、主治，《神农本草经》谓："味苦平，主风寒湿热邪气，热结黄疸。"这两味的主治功能，适应于肝炎的活动期，经长期观察确有良效，故常用之。应用鳖甲、龟板治疗肝脾肿大，也是依据了《神农本草经》的论述，如该书记载："鳖甲，味咸，平，主心腹癥瘕，坚积，寒热，去痞。""龟板，味咸，平，主漏下赤白，破癥瘕、疟疾"。其主治功能很适宜肝脾肿大症。胡老经多年观察确有实效，因此常择证用之。至于针对某个化验指标，如降GPT、降TFT等，用某药某方，胡老认为，因无经验可循，有的药与中医辨证相抵牾，应慎用为妥，应以辨证用药为主。肝炎和肝硬化肝腹水，虽病在肝，但其病是全身病变，治疗也必着眼于人的整体，辨证论治、辨方证是其根本。

痹证论治经验

风湿相搏痛无休　六经辨清有止期

痹证，《内经》多单称之为痹，如《素问·痹论》曰："风寒湿三气杂至，合而为痹也。"但《内经》又提出了不少复合痹名，如行痹、痛痹、着痹、五体痹、五脏痹等名称，涵盖了经络气血闭塞不通所引起的疼痛或麻痹等症。后世乃至今日所通称的痹证，主要是指关节及肌肤疼痛。历代医籍称谓的风湿、历节、热痹、痛风、白虎历节、鹤膝风、湿痹、风湿热痹等名称多属于此。本证常见于西医的风湿性关节炎、类风湿性关节炎、骨质增生、骨质疏松、强直性脊柱炎、皮肌炎等症。本章所述也概属此。

有关痹证的成因，《内经》提出了"风寒湿三气杂至，合而为痹"之说，故后世治痹多宗祛风寒湿之法。《伤寒论》提出了"风湿相搏"、"汗出当风"、"久伤取冷"、"汗出入水中"、"风血相搏"、"饮酒汗出当风"等多种成因。其治疗大法注意到祛风寒湿及养血活血，但更重要的是强调辨六经和方证。《伤寒论》有关痹证的论述和证治很多，如第 1 条："太阳之为病，脉浮头项强痛而恶寒"。第 35 条："太阳病，头痛，发热，身痛，腰痛，骨节疼痛，恶风，无汗而喘者，麻黄汤主之"。《金匮要略·痉湿暍病》第 20 条："湿家，身烦疼，可与麻黄加术汤"，第 21 条："病者一身尽疼，发热，日晡所剧者，名风湿。此病伤于汗出当风，或久伤取冷所致也，可与麻黄杏仁薏苡甘草汤。"第 387 条："吐利止而身痛不休者，当消息和解其外，宜桂枝汤小和之。"等，多指痹证在表的阳证，也即是太阳病。而在表的阴证，也即是少阴病更为多见，如第 174 条："伤寒八九日，风湿相搏，身体痛疼烦，不能自转侧，不呕，不渴，脉浮虚而涩者，桂枝附子汤主之。"第 316 条："少阴病，二三日不已，至四五日，腹痛，小便不利，四肢沉重疼痛，自下利者……真武汤主之。"《金匮要略·中风历节病》第 8 条："诸肢节疼痛、身体尪羸，脚肿如脱，头眩短气，温温欲吐，桂枝芍药知母汤主之"等，也就是说，从病位来看，痹证多见于表，从六经辨证来看，多属太阳或少阴。但也有不少见于太阳阳明合病者，如《金匮要略·疟病》第 4 条："温疟者，其脉如平，身无寒，但热，骨节烦疼，时呕，白虎加桂枝汤主之"。也有见于太阳少阳合病者，如《伤寒论》第 146 条："伤寒六七日，发热、微恶寒，肢节烦疼，微呕，心下支结，外证未去者，柴胡桂枝汤主之。"因此，治疗痹证，首先要分析患者的症状是属太阳病，还是少阴病，还是阳明病，还是太阳少阳合病，还是太阳阳明合病，再进一步认清是何方证。这样处方用药，治疗痹证多能有效。治疗痹证的方证很多，今择其要列于下：

1. 葛根加术汤方证　主症：项背强痛，发热恶寒，无汗恶风，腰酸身重，苔白，脉弦滑。方药：

葛根四钱，麻黄三钱，桂枝二钱，生姜三钱，白芍二钱，炙甘草二钱，大枣四枚，苍术五钱。

《金匮要略·痉湿暍病》第 18 条："风湿相搏，一身尽疼痛，法当汗出而解，值天阴雨不止，医云：此可发汗，汗之病不愈者，何也？盖发其汗，汗大出者，但风气去，湿气在，是故不愈也。若治风湿者，发其汗，但微微似欲出汗者，风湿俱去也。"微发汗是治疗痹证的重要原则，葛根汤清凉解肌、发汗，同时加入苍术利湿，这样湿从小便走，热也随湿解，使风湿俱去。发汗剂中加入利尿、利湿药，为小发汗、微发汗法，宜注意。本方用于急、慢性关节炎，尤其发热无汗而恶寒甚剧、身重的急性关节炎，不问有无项背强几几，多属本方证。他如腰肌劳损、骨质增生、强直性脊柱炎等慢性关节病皆有应用的机会。《神农本草经》谓葛根治诸痹、痉与痛，值得探讨。

2. 麻杏薏甘汤方证　主症：周身关节痛，发热午后明显，身重，或四肢关节肿，口中和或口黏，舌苔白腻，脉沉弦滑。方药：

麻黄三钱，杏仁二钱，薏苡仁六钱，炙甘草二钱。

本方以麻黄辛温发汗，用薏苡仁甘寒利湿，亦是小发汗之法。《神农本草经》谓：薏苡仁味甘微寒，主筋急拘挛，久风湿痹。痹证湿热明显时，更不可以发大汗退热，而是在发汗的同时利湿，本方即承此意，虽组成简单，但如药对证则疗效卓著。本方证多见于急慢性风湿性关节炎而偏于湿热明显者。

3. 桂枝芍药知母汤方证　主症：周身关节痛疼，四肢或膝关节肿、僵硬，或肢、指、趾关节变形，头眩气短，苔白，脉弦。方药：

桂枝四钱，麻黄二钱，白芍三钱，生姜五钱，白术五钱，知母四钱，防风四钱，炮附子二钱，甘草二钱。

本方多用于慢性风湿、类风湿性关节炎呈现少阴太阴阳明合病，尤其是见关节肿大变形而伴见气冲呕逆者。若风湿热关节红肿热明显者，可加生石膏。

4. 桂枝加苓术附汤方证　主症：腰、膝、肘关节痛，头项强痛，或心悸，或胃脘痛，汗出恶风，四肢常冷，口中和，舌苔白，脉弦。方药：

桂枝三钱，白芍三钱，炙甘草三钱，生姜三钱，大枣四枚，苍术三钱，茯苓三钱，炮附子三钱。

痹证之中，常见外有风寒在表、里有水湿停滞之证，里有所阻，表亦不透，故不兼利其水则表必不解，若强发其汗，激动里饮，变证百出。此时唯有于解表方中兼用利湿祛饮药，始收里和表解之效。本方证不仅有陷于表虚寒的少阴证而且有里虚寒的太阴证。因此治疗不但用桂枝汤及苓术解表和利水，同时更用了附子温阳强壮。胡老治疗痹证应用最多的是本方药。又当关节痛偏在一侧时，认为是瘀血阻滞，常加入少量大黄以活血通络，在其他方证见到一侧偏痛时也可加用大黄，也是经验之谈。

5. 桂枝加黄芪汤方证　主症：长期关节疼痛，汗出恶风明显，四肢关节冷，或身热，或肢体麻木不仁，苔薄白，脉缓。方药：

桂枝三钱，白芍三钱，生姜三钱，大枣四枚，炙甘草二钱，黄芪三钱。

本方与桂枝加苓术附汤都是桂枝汤的变方，但本方证病在太阳，而后者病在少阴太阴。本方重在固表祛湿，后者重在温阳祛饮，这便是黄芪、附子应用之别，很为重要，宜注意。黄芪味甘微温，《神农本草经》谓："主痈疽久败疮，排脓止痛，大风癞疾，补虚。"从所主来看，均属肌肤间病，也可知补虚，主要是补表气的不足，故若是由于表虚水湿邪气不去，而形成的痹痛、麻木不仁、疮痍等，均有用本药的机会。

6. 柴胡桂枝干姜汤合当归芍药散方证　主症：腰髋、项背酸痛，胸胁满闷，膝软无力，心悸，心下满，口苦咽干，自汗盗汗，或下肢浮肿，舌苔白，脉沉弦细。方药：

柴胡四钱，桂枝三钱，干姜二钱，黄芩三钱，花粉四钱，生牡蛎五钱，当归三钱，白芍三钱，川芎二钱，白术三钱，泽泻五钱，茯苓四钱，炙甘草二钱。

痹证以腰背酸痛为主者，多见于腰颈椎骨质增生、骨质疏松、风湿、类风湿、强直性脊椎炎等病。病位多在厥阴太阴，而呈血虚水盛之证，故治疗温阳强壮解半表半里和里，养血利水。本方以柴胡桂枝干姜汤主治厥阴，当归芍药散养血利水主治太阴。两方合用，是胡老长期临床总结出的经验。该方对长期慢性痹证，尤其是老年人出现的血虚水盛证，适证应用，疗效突出。

验案

例1　丁某，男，病案号：03616。

初诊日期1966年5月5日：一年多来项背强急，头不得运转，头偏左歪，右臂疼痛且麻，尤其是头稍后仰则疼更剧甚。于北京某医院检查确诊为"颈椎骨质增生"，用多种治疗，迄今无效。曾行牵引治疗亦不见效。常恶寒无汗，舌苔白润，脉弦细寸浮。胡老辨证为少阴太阴合病，为葛根加苓术附汤方证：

葛根四钱，桂枝三钱，麻黄三钱，白芍三钱，生姜三钱，大枣四枚，苍术四钱，茯苓三钱，川附子三钱，炙甘草二钱。

结果：上药服一剂效不显，服第二剂后头疼减。四剂尽，项背强急已缓，而臂疼麻如故，改服桂枝加苓术附汤：桂枝三钱，白芍三钱，生姜三钱，大枣四枚，苍术四钱，茯苓三钱，炙甘草二钱，川附子三钱，大黄一钱。服五剂，项背强急、右臂疼痛均显著减轻，头可随意转动，除向后仰时右臂尚有麻木外，平时已无任何明显不适。再与上方加葛根三钱，三剂消息之。

例2　白某，男，45岁，病案号48239。

初诊日期1967年9月3日：腰膝酸疼、右臂酸胀、背拘急一年多，经检查为"胸腰椎骨质增生"，中西药治疗未见明显疗效。近一月来身热身重，午后加重，双下肢轻度浮肿。舌苔白腻，脉弦滑细。胡老辨证为太阳阳明挟湿，为麻杏薏甘汤方证，方药用：

专病论治

麻黄三钱，杏仁二钱，薏苡仁六钱，炙甘草二钱。

结果：上药服三剂，身热身重减轻，又服三剂，身热已，腰膝酸疼减。又经检查确诊有"肾盂肾炎"。改服猪苓汤加防己、苍术等加减，治疗一月余，诸症皆消。

例3　徐某，男，19岁，病案号189520。

初诊日期1966年2月15日：左足肿痛已五六年，近两年加重。经拍X光片，证实为跟骨骨质增生。现症：左足肿痛，怕冷，走路则痛甚，口中和，不思饮，苔薄白，脉沉弦。此风湿属少阴太阴阳明合病，为桂枝芍药知母汤方证：

桂枝四钱，麻黄二钱，白芍三钱，知母四钱，生姜四钱，川附子二钱，防风四钱，苍术四钱，炙甘草二钱。

结果：上药服七剂，左足跟疼减，走路后仍疼，休息后较治疗前恢复快。增川附子为三钱继服，一月后左足跟肿消，疼痛已不明显。

例4　马某，女，65岁，病案号178799。

初诊日期1965年10月31日：右上下肢关节痛、两手麻木三个月。今年8月1日不慎跌倒，发生四肢不能动，十多天后虽能动，但出现右肩关节、右下肢疼，两手麻木不能紧握，汗出恶风，舌苔白，脉弦细。此血痹之病，属太阳表虚黄芪桂枝五物汤加苓术防己方证：

生黄芪五钱，桂枝三钱，白芍三钱，生姜三钱，苍术三钱，茯苓三钱，防己三钱，大枣四枚。

结果：11月6日复诊，上药服六剂，汗出减少，右上肢疼减，两手麻木皆减轻，但仍握拳不紧，右臂时感刺痛。仍继服上方增生黄芪为八钱。11月20日三诊，汗出已很少，两手麻木明显减轻，左手已能正常握拳，右手仍不能紧握，右臂外侧刺痛减，仍继服上方12剂，诸症已。

例5　蒋某，女，23岁，病案号20501。

初诊日期1960年3月1日：右上下肢疼痛、麻木肿胀月余，伴头晕头痛（多在左侧），心悸气冲，手足聂聂动，发则眩冒不能行，大便干，口干思饮，食则腹胀痛，脐上下左右均按痛，舌苔白润，脉沉迟而弦。此病为寒湿偏注，证属少阴太阴合病挟瘀，为桂枝加苓术附大黄汤方证：

桂枝三钱，白芍三钱，生姜三钱，苍术四钱，川附子四钱，大枣四枚，茯苓四钱，炙甘草二钱，大黄二钱。

结果：上药服六剂，腿肿痛减，大便如常，但头痛未已。上方去大黄，加吴茱萸三钱，服七剂，3月17日复诊时症状已不明显。

例6 吴某，女，58岁，病案号157498。

初诊日期1965年4月28日：腰髋肩背酸痛两年多，常有胸闷、心悸、自汗、盗汗、眠差易醒、头晕、膝酸乏力，舌苔白，舌质暗，脉沉弦细。此病为血虚水盛，为厥阴太阴合病，证属柴胡桂枝干姜汤合当归芍药散方证：

柴胡三钱，桂枝三钱，白芍三钱，茯苓四钱，黄芩三钱，花粉四钱，生牡蛎五钱，干姜二钱，当归三钱，川芎二钱，苍术四钱，泽泻五钱，炙甘草二钱。

结果：上药服六剂，胸闷心悸、乏力好转，上方加酸枣仁五钱，防己五钱，继服六剂，自汗盗汗睡眠好转。继续加减服用一月余，诸症已。

按：从治验案例可看出，胡老治疗痹证有三大特点：

第一，注重了辨六经方证，即急性风湿性关节痛，常呈现表实热证，即太阳病，治疗多用葛根加术汤、麻黄加术汤、麻杏薏甘汤（如例2）、桂枝加黄芪汤（如例4）等。而慢性关节痛，常呈现表虚寒证，治疗多用桂枝加苓术附汤（例5）、葛根加苓术附汤（如例1）、桂枝芍药知母汤（如例3）、桂枝加附子汤、小续命汤、麻黄附子细辛汤、麻黄附子甘草汤等。

由此也可看出，古人通过治疗痹痛，总结治疗规律，把表实热证称为太阳病，把表虚寒证称为少阴病，继之把里证和半表半里也分阴阳两类，这便是六经的由来。

第二，注重养血利水，例 6 也是常见的痹证，既见于风寒湿痹，也见于血痹。当血虚时水当相对盛，痹痛久不去主因血虚，故养血同时利水是治疗痹证的重要方法之一。胡老常用当归芍药散加于各适应方药中，当有热时加生地黄养血凉血。

第三，对于痹证出现的一侧疼痛，常加入小量大黄，起活血通络作用，临床确有实效。

治疗咳嗽的经验

咳嗽主因痰饮　治当温化降逆

治咳嗽的方药很多，可以说成千上万，但胡老最常用的方药是半夏厚朴汤，问其由，主要是：咳嗽在《金匮要略》中与痰饮列为一专篇论述，是说痰饮与咳嗽有密切关系，许多咳嗽是因痰饮上犯、气逆不降而致。对痰饮的治疗，《金匮要略·痰饮咳嗽病》篇提出"病痰饮者，当以温药和之"，是治疗痰饮的重要原则，也是治疗咳嗽的重要原则。在这一原则指导下，如再选择适当的方药，临证多有捷效。如病例 1。

例 1　黄某，女，38 岁，病案号 67951。

初诊日期 1966 年 2 月 12 日：一周来咳嗽，吐白痰，咽痒胸闷，口干不欲饮，两胁胀，已服汤药数剂而不效，苔白厚腻，脉滑细。此证属痰饮上犯，肺失宣降，治以温化降逆，与半夏厚朴汤加减：

半夏四钱，厚朴三钱，茯苓四钱，苏子三钱，橘皮五钱，杏仁三钱，桔梗三钱，生姜三钱。

结果：上药服二剂，咳即止。

半夏厚朴汤原是《金匮要略·妇人杂病》治疗"妇人咽中如有炙脔"症，胡老认为，本方是小半夏加茯苓汤更加厚朴、苏叶而成。用于痰饮气结所致的胸满、咽堵、咳逆，为温化痰饮、降逆理气之方。此患者是痰饮引起的咳嗽，故服之方药对证，很快见效。方中苏叶，胡老常用苏子。如表证明显者，可同时加苏叶，或据证合用桂枝汤或麻黄汤；如热象明显者，可加生石膏；如久咳寒饮明显，而表证不明显者，可用苓甘五味姜辛夏汤。

痰饮郁久常化热　真寒假热要认清

临床可看到不少咳嗽患者，吃了许多药而症状不好转，甚至越来越重，其主要原因之一，是因未能辨清寒热。从治验例2可看清这一问题。

例2　李某，男，63岁，病案号156679。

初诊日期1966年1月4日：咳嗽吐黄白痰已4个月，自去年10月患咳嗽、吐痰、咽痛，一直服汤药治疗，咳嗽不减反又加上喘。患者很细心，把服过药的处方都带来了，其主要处方是桑杏汤加减，患者自己说他吃川贝母都有一斤多了。刻下症状：咳嗽，吐黄白痰量多，心烦胸满，背恶寒，口干思饮，但饮水后胃脘不适，苔黄腻，舌尖红，脉弦滑细。胡老与小青龙加石膏汤：

麻黄三钱，桂枝三钱，细辛二钱，干姜二钱，白芍三钱，炙甘草三钱，五味子三钱，半夏五钱，生石膏一两半。

处方完后问胡老，患者热象明显，用这么多热药行吗？胡老说："患者吃了那么多清热药而症状越来越重，已说明药不对证。再看他现在的症状，有背恶寒、饮水后胃脘不适，为内有停饮之征。本有寒饮内停，治用苦寒清热化痰，痰不但不去，反因人体阳气大伤而痰饮加重。痰饮重，停滞日久，郁久化热，上犯于心胸，故出现心烦胸满。故不去痰饮，则热不去，则咳无宁日。因证属外寒内饮兼有上热，为小青龙加石膏汤方证。用小青龙汤解表祛饮以治其本，用生石膏清上热以除其标，能否见效，还要看其服药后的反应"。

结果：上药服三剂，心烦胸满减，咯黄痰减少，口干减。舌苔白微腻，增细辛、干姜为三钱，减生石膏为一两，继服六剂，背恶寒已，吐痰减少，已不见黄痰，去生石膏，继服12剂症已。

外寒内饮常同犯　解表祛饮必并行

一位慢性咳嗽病人，胡老开了小青龙汤加茯苓，一位进修医生问："此病人是属外感咳嗽还是属内伤咳嗽？"胡老只是说："这病人咳嗽属外寒内饮，为小青龙汤加茯苓方证。"处方完毕，结合本例的治疗，阐述了外寒内饮咳嗽的证治。指出了张景岳把咳嗽分为外感和内伤两类，这是从理论上分类，实际在临床上往往同时并存，内伤易招外感，外感也易导致内伤。因此，临床无必要究其是外感和内伤，只要看其具体症状辨证论治即可。把咳嗽分为外感和内伤两大类，对一些没有临床经验和初学者来说，这一分类当然便于记忆，但临床应用往往遇到一些问题，如一见咳嗽病人就截然分为外感或内伤，治疗也但分宣解或补益，往往忽略两者兼证的治疗。造成病情迁延不愈。如病例3就说明了这一问题。

例3　夏某，女，32岁，病案号106421。

初诊日期1966年1月7日：近3年来每年冬春犯咳嗽。本次咳嗽已发作两月。前医曾与三拗汤、杏苏散加减无效，后又以止嗽散加减二十余剂亦无效，再以二陈汤合三子养亲汤加减效也不明显。近来症状：咳嗽，吐稀白痰量多，背恶寒，四肢凉，口干不思饮，胸闷，胃脘痞满，纳差，便溏，苔白滑，舌质暗，脉沉弦细。胡老处方：

麻黄三钱，桂枝三钱，白芍三钱，细辛三钱，干姜三钱，炙甘草三钱，五味子四钱，半夏五钱，茯苓四钱。

结果：上药服三剂，胸闷、吐痰减少，继服六剂，咳嗽明显减轻，再继服两周咳平，他症也随消。

治疗结束时，胡老又强调了一下外寒内饮的治疗原则。这一原则在讲解桂枝去芍药加茯苓白术汤、小青龙汤等方证时已反复强调，即本例也是这样：表有寒邪，里有水饮，水饮停于里，则里有所阻，表亦不透，故不兼利其水则表必不解，若强发其汗，强宣其表，激动里饮，变证百出；若单利其水，则引邪入里，等于闭门揖寇，引狼入室。此时惟有于解表方中，兼用利水逐饮药，始收里和表解之效。本治疗方中用麻黄、桂枝、白芍、甘草发汗以驱外邪，半夏、干姜、五味子、茯苓逐寒以祛里饮，故表解里饮去，则咳自止。

干咳未必是无痰　化痰降气咳方止

临床常常见到一些干咳患者，胡老却与化痰降逆药，如半夏厚朴汤、苓甘五味姜辛夏杏汤等，咳很快即止，因怪而问之："干咳多是阴虚或火旺，治疗应滋阴或清热降火，为何反而治之？"胡老解释道："此是正治不是反治。"并从临床观察讲述了其治疗经验：有不少干咳患者，一直服药，咳嗽却经月不解，略观其案，辨证谓肺火或肝火或阴虚，治用黄芩、山栀、生地、知母、贝母……却久治无效，原因何在？其实道理也很简单，中医辨证论治是辨全身，并不是依据一个症状。痰饮上犯致咳，是咳喘的主要原因之一，所咯出之痰是辨证依据之一，但不是唯一症状。中医所述痰饮概念很广，无痰无咳者为数很多，有咳无痰者为数也不少，主要看整体辨证，从以下病例可看清楚。

例 4　黄某，女，38 岁，病案号 67951。

初诊日期 1966 年 2 月 12 日：干咳咽痒一月多。始服止嗽散加减，后服桑杏汤、麦门冬汤等加减，咳不但不减反而愈来愈重。近干咳，咽痒，口干，不思饮，嗳气，胸闷，大便溏稀日 1～2 行，舌苔白厚腻，脉滑细。与苓甘五味姜辛夏汤加减：

茯苓四钱，细辛二钱，五味子四钱，半夏五钱，炙甘草二钱，陈皮五钱，生姜三钱，杏仁三钱，苦桔梗三钱，炙枇杷叶三钱。

结果：上药服一剂咳减，三剂咳即止。

此患者干咳、咽痒、口干，这些症状常见于肺热、肝火或阴虚。但本患者有不思饮、嗳气、胸闷、大便溏稀、苔白厚腻、脉滑等，皆是痰饮之症。干咳主因乃是痰饮犯肺，肺失宣降。而口干、咽痒，是痰饮阻滞津液不能上承所致，因此，治疗这种干咳，用苦寒清热、甘寒滋阴皆是在加重痰饮阻滞，也即在加重痰饮上犯，故越治越重，迁延不愈。而按痰饮治疗，因方药对证，三剂即愈。

宣肺化痰皆无效　和解少阳建奇勋

咳嗽多因痰饮上犯，肺失宣降，因此治疗宣肺化痰是其大法。但依法治疗，有时疗效难尽人意，分析其原因，主要是辨证不确切，方药不对证。有一些咳嗽患者，病邪既不在表也不在里，而是在半表半里，这种咳嗽如用宣肺化痰、解表化饮法治疗，当然不能见效，而应用和解少阳的方法，却能很快治愈。此在《伤寒论》已有明确记载，如第96条："伤寒五六日中风，往来寒热，胸胁苦满，嘿嘿不欲饮食，心烦喜呕，或胸中烦而不呕，或渴，或腹中痛，或胁下痞硬，或心下悸小便不利，或不渴，身有微热，或咳者，小柴胡汤主之"。或咳者，是说许多出现小柴胡汤证者，不一定有咳嗽症，但具有典型的小柴胡汤证兼有咳嗽时，这种咳嗽则适用小柴胡汤治疗。因此，胡老常用本方治疗咳嗽。

例5　何某，女，34岁，病案号493816。

初诊日期1965年3月12日：咳嗽断续2年。2年前感冒后患咳，四季皆作，冬重夏轻，咳嗽为阵发性，且以上午10点、午后3～4点、晚上8点为著，上月曾在某中医院服中药30余剂（多为宣肺化痰，如杏仁、桔梗、清半夏、瓜蒌、枇杷叶、前胡等）皆未见效。近咯吐白泡沫痰，恶心，咽干，无汗，两胁胀满，舌质红，苔薄白，脉弦滑。既往史：62年患肺结核。

胡老与小柴胡汤加减：

柴胡三钱，党参三钱，半夏三钱，黄芩三钱，大枣四枚，炙甘草二钱，生姜三钱，桔梗二钱，白芍二钱。

结果：上药服六剂，咳减。上方去白芍，加枳实二钱、生龙牡各四钱，服六剂后两胁胀满已。继服半夏厚朴汤加减十余剂，咳平。

本例特点：咳定时作、两胁胀满、恶心、咽干，少阳证具，说明此咳嗽之邪不在表，也不在里，而是在半表半里。也说明长期咳嗽，胃气及卫气虚，只用宣肺化痰药不能有效驱除外邪，此时必用党参、半夏、生姜、大枣、甘草以补中强卫，才能驱邪于外，邪去则咳自止。

按：以上所述，是以五个病例、五个方证介绍了胡老治疗咳嗽的主要经验。胡老是辨方证的，用于治疗咳嗽的方法是很多的，如桂枝加厚朴杏仁汤、麻杏石甘汤、桑菊饮、麻杏薏甘汤、泻心汤、麦门冬汤、苓甘五味姜辛夏杏大黄汤等，即遇到什么方证时，就用什么方药治疗，不拘于一方一法，这里不再一一列举。

黄汗刍议

黄汗本为水湿病　表虚湿郁津却虚

黄汗是以汗出色黄而命名，首见于《金匮要略·水气病》篇，是水气病证中的一种。原文论述计有五条，对黄汗的病因、病理、辨证治则作了概要说明。此证现代临床虽然少见，但仍有探讨的必要。原文第1条曰："病有风水，有皮水，有正水，有石水，有黄汗。"说明黄汗是水气病的一种，其病因是水湿之邪。水湿是怎样形成黄汗的呢？第28条曰："……汗出入水中浴，水从汗孔入得之。"说明了汗出表虚，而水湿之邪得以入侵，踞之不去发为黄汗。不过黄汗之病因并不仅由此，相反非汗出入水中浴而患黄汗者更多，此句不过是举隅之论，不能作为定律。如从本病的临床表现和用方选药的特点来分析，则更能深刻揭示其病因病理。原文第29条曰："黄汗，其脉沉迟……桂枝加黄芪汤主之"。脉沉迟说明正气不足，里有寒饮。桂枝加黄芪汤主治表虚，因此，黄汗为正气不足的表虚证。原文第10条又说："脉得诸沉，当责有水"，说明脉沉主水湿，而水湿又可致发黄汗、风水、历节、痹痛、痰饮、咳喘等多种病证，所以形成黄汗，是有其特定的条件，这便是表虚湿侵盘踞于肌肤。湿性黏腻，久而不去，郁蒸为黄汗；若湿性就下，浸淫关节，则见"腰髋弛痛"、关节肿痛；外因表虚，则见"两胫自冷"；湿热上冲，则见"胸中痛"、"胸中窒"、"不能食"、"暮躁不得眠"、"从腰以上，必汗出"；黄汗表虚、汗出津伤，则见"汗出而渴"；汗出表更虚，湿更乘虚而入，致使精虚邪胜，因见"汗出已，反发热"，波及营血，日久则血枯液燥，因见"久久身必甲错"、"发热不止者，必生恶疮"。总之，黄汗是正气不足于表、水气郁蒸所致。

治分正治和变治　知与胆汁无关系

关于黄汗的辨证要点，原文叙述较详，如第29条曰："黄汗之病，两胫自冷；假令发热，此属历节"。又曰："黄汗之为病，身体肿，发热，汗出而渴，状如风水，汗沾衣，色正黄如柏汁。"这说明黄汗与历节、风水相似，但历节两胫发热，风水无汗出、色黄，这也就阐明了三种水气病的辨证要点，在论治上也应有区别。如前所还，黄汗的病因病理，是表虚湿邪盘踞于肌肤，故其治则应是固表祛湿。其治疗特点更反映在所应用方剂的方证关系上，如桂枝加黄芪汤证见："两胫自冷……汗出……发热……腰髋弛痛……身痛重，烦躁，小便不利。"黄芪芍药桂枝苦酒汤证见："身体肿，发热汗出而渴，"可见两方证是以黄汗出、发热、身肿或痛三大证候为主。因表阳气虚，里寒湿盛，故不见口渴。其正治之法，应是调和营卫、益气固表，为桂枝加黄芪汤的适应证。以桂枝汤调和营卫，复加黄芪益气扶正固表，使正气足于内，气行则水行，则湿自去。卫气固于表，表固汗止则湿邪不复入，因而使黄汗之证得以全解。但黄汗久不解，汗、热伤津，津液大伤，故出现"汗出而渴"的见症。其治疗不但要益气固表，又必用苦酸敛汗救液之品，为黄芪芍药桂枝苦酒汤的适应证，此即黄汗的变证和变治之方法。当然变证还有很多，并非只黄芪芍药桂枝苦酒汤一方所能通治，应据证辨证施治。

有关黄汗的成因已如上述，即正气不足于表，水湿郁蒸所致。但以西医的诊断和病因病理来理解，尚不能得到明确答案。如人们首先所想到：黄汗的主要症状是"汗沾衣，色正黄如柏汁"，这是胆汁溢于皮肤吧？但从临床观察，与胆汁并无关系，胡老通过多年观察也是如此，其治验病例可供参考。

例1　韩某，女，41岁，哈尔滨人。以肝硬变来门诊求治。其爱人是西医，检查详尽，诊断肝硬变已确信无疑。其人面色黧黑，胸胁串痛，肝脾肿大，腰髋痛重，行动困难，必有人扶持，苔白腻，脉沉细，黄疸指数、胆红素检查皆无异常，皮肤、巩膜无黄染。曾在当地多年服中西药不效特来京求治。初因未注意黄汗，数与舒肝和血药不效，后见其衣领黄染，细问乃知其患病以来即不断汗出恶风，内衣每日重换，每日黄染，遂以调和营卫，益气固表以止汗祛黄为法，与桂枝加黄芪汤治之：

桂枝三钱，白芍三钱，炙甘草二钱，生姜三钱，大枣四枚，生黄芪三钱。

嘱其温服之，并饮热稀粥，盖被取微汗。

结果：上药服三剂，汗出身痛减，服六剂黄汗止，能自己行走，继依证治肝病乃逐渐恢复健康，返回原籍。二年后特来告之已如常人。

按：本例是肝硬变并见黄汗之证，黄汗不去，则肝病长期治疗不效，提示了仲景学说的"先表后里"治则的正确性和重要性，也提示医者必须掌握黄汗的证治。因本患者有汗出恶风、身痛身重等，为桂枝汤的适应证，故治疗以桂枝汤调和营卫。因表虚湿踞，故加黄芪益气固表，使营卫协和，正气固于皮表，汗止湿消，黄汗自除，此是黄汗的正证和正治的方法。而对黄汗的变证和变治也当熟悉。

例2　李某，女，30岁，本市工人。因长期低烧来门诊治疗，屡经西医检查未见何器质性病变，经服中药未效。症见口渴，出黄汗，恶风，虚极无力，下肢肿重，舌苔薄白，脉沉细，查黄疸指数正常，身体皮肤无黄染。此为黄汗表虚津伤甚者，拟黄芪芍药桂枝苦酒汤：

生黄芪五钱，白芍三钱，桂枝三钱，米醋一两。

上药服六剂，诸证尽去。

按：黄汗因表虚汗出，汗出而津伤，但因津伤不重，又兼内有寒湿，故其正证不见口渴（如例1）。若病久汗出多，津液大伤，则可见口渴。本例即属于此，故治疗重用黄芪益气固表，复以桂枝、芍药调其营卫。又特用米醋敛汗救液。因方药对证，使二年不愈之证得以治愈。值得说明的是：原文有"此劳气也"，有的书认为"这是虚劳病的荣气内虚"。但从本例有"虚极无力"来看，当是黄汗的见证，由此可见结合临床才能正确理解仲景原文。

几个探讨的问题：

（一）黄汗与风水：两者皆属水气病，皆有身肿或痛、发热、汗出。至于两者的区别，有人认为"风水恶风，而黄汗不恶风"，条文中虽有"不恶风者，小便通利，上焦有寒，其口多涎，此为黄汗"的语句，但有人认为"此为黄汗"四字是多余的，因此黄汗有无恶风存有争议。但从治疗黄汗的方药桂枝加黄芪汤和黄芪芍药桂枝苦酒汤来分析，可知应有恶风之证。前述两则治验病例也都证明了这个问题，故黄汗与风水只是有无出黄汗之别。

（二）正证与变证：辨证施治，方以对证是仲景学说的精髓。黄汗固有汗出，多有津伤，如汗出无口渴者，属桂枝加黄芪汤证，此虽有津伤，但以桂枝汤健胃生津、调和营卫、驱邪外出而津自还，复以黄芪扶正固表，正气充足，卫气协调，黄汗亦愈。因此我们称桂枝加黄芪汤证是黄汗的正证，调和营卫，益气固表是黄汗的正治法，而桂枝加黄芪汤是黄汗正治的代表方。假如汗出而口渴者，津伤较重，这时需要重用益气固表和加入酸苦收涩的药物以止汗保津液。因此称黄芪芍药桂枝苦酒汤证为黄汗的变证，其治为变治之法，其方为变治之方。

（三）先表后里：治验例1说明，肝病并见黄汗，黄汗病在表，肝病在里，不治愈黄汗，只治肝病，而长期不愈。此因黄汗不已，津伤湿留，营卫不和，正气继损，故无论用其他什么方法治疗肝病，都不能发挥效应。待治愈黄汗后，再以舒肝和血等法治疗肝病而取效。这就是仲景强调的"先表后里"、先外后内的原则。

（四）黄汗与胆汁：有杂志报道，因肝炎出现黄汗者，但从以上治验两则可看出，黄汗是汗出色黄而身不黄，黄疸指数、胆红素等检查皆无异常，此与黄疸病显然不同，仲景将其列于水气病篇而不列于黄疸病篇，用意尤深。但今天看来，黄汗究属何病？黄自何来？都有待进一步探讨。

治疗口糜的经验

上热下寒为病本　苦辛开降除其根

一般老百姓把口舌生疮、口腔糜烂都称谓上火，而一些医书也多认为是上热或湿热，如《素问·气厥论》："膀胱移热于小肠，阂肠不便，上为口糜"。《医宗金鉴·杂病心法要诀·口舌证》指出："口舌生疮糜烂，名曰口糜，乃心脾二经蒸热深也"。《医方考·口病方论》："口糜本于湿热"。临床确实有为上热者，以法治之当然有效，但有不少患者为上热下寒，如囿于上热，必医有不周，使不少人含冤受苦。胡老在讲解甘草泻心汤方证时，讲述了他1952年治验病例。

例1　患者为36岁五个孩子的母亲，家住北铁匠营。患口舌糜烂已两月不愈，多处投医无效。视其方皆为山栀、黄芩、黄连、知母等苦寒清热泻火之品。近口舌糜烂痛剧，难以进食，甚则饮水都难。患者见人就哭，缘因饮食不足，奶水已无，难以哺乳双胞胎，孩子将饿死。时感头晕，心下痞满，腹胀，便溏，咽干不思饮，舌红绛，口腔、舌严重糜烂及乎看不到正常黏膜。脉沉细。胡老与甘草泻心汤加生石膏、生阿胶。

炙甘草五钱，半夏四钱，党参三钱，黄芩三钱，干姜二钱，黄连二钱，大枣三枚，生石膏一两半，生阿胶三钱。

结果：上药服一剂即能进食，舌痛减，服三剂痊愈。

胡老讲道：本患者来诊时已处危急关头，如投药再错，胃气大败，则危及三条人命，若投药正确，则使患者出现生机。因此辨证用药必十分小心。分析患者症状特点：上火是明显的，但为什么不用三黄泻心汤，而用甘草泻心汤？一是前医已数用苦寒不效；二是有头晕、心下痞满等症，为饮留邪聚，已示胃气不振，故是上热下寒之证，且示中气显虚而急迫者，恰为甘草泻心汤方证。方中以半夏、干姜驱饮和胃，以党参、大枣补中健胃除痞满，用黄芩、黄连清上热，并用大量甘草缓急安中。因其标热也重，故加入生石膏以清热，因其阴伤而虚，故加入阿胶养阴生津。因方药对证，故见效也迅速。

胡老常用甘草泻心汤加减治疗口糜、口腔溃疡，跟其实习和进修者也多仿用，但一位实习生开了甘草泻心汤，胡老却改为三物黄芩汤。

例2　王某，女，32岁，病案号29654。

初诊日期1965年4月2日：原有脾肿大，血小板减少，常鼻衄和口糜。3月11日曾患口糜，服半夏泻心汤加生石膏、生地黄三剂而愈。本次发作已一周。舌及下唇溃烂，痛甚，口苦咽干，心烦思饮，鼻衄，苔白，舌红，脉弦细数。胡老改方：

生地黄八钱，苦参三钱，黄芩三钱，炙甘草二钱，茜草二钱。

二诊：4月9日：上药服三剂，口糜愈，鼻衄已。

按：开完处方，学生曾问胡老，本患者为什么不用甘草泻心汤加减？胡老只是说："本例不是上热下寒的甘草泻心汤方证，而是里热、上热明显的三物黄芩汤方证，看一下方解便自明。"

学生借此复习了三物黄芩汤方证。该方记载于《金匮要略·妇人产后病》附方（一）：《千金》三物黄芩汤：治妇人草褥自发露得风，四肢苦烦热，头痛者，与小柴胡汤；头不痛但烦者，与三物黄芩汤。胡老在注解此条时写道："产后中风，由于失治使病久不解，因致烦热。若兼见头痛者，与小柴胡汤即解。如头不痛但烦热者，已成劳热，宜三物黄芩汤主之。虚劳及诸失血后多此证，宜注意。"读至此则豁然明了，该患者有鼻衄、心烦等，已说明里热明显，同时也说明津液伤明显，因此不但要清热，而且要生津，故治疗时以黄芩、苦参苦寒清热的同时，重用生地黄、茜草凉血清热，生津增液，药后热除津生，故使衄止、口糜已。

古人善医狐惑病　依证治愈白塞氏

在讲甘草泻心汤方证时，胡老讲了一个有趣的故事：1970年夏他刚从河南归来，吕尚清院长告诉他，有一位某部女军人曾几次来找看病，说数年前曾患白塞氏综合征，经胡老治愈，但住意大利后病又复发，因特回国找胡老诊治。对于西医病名本无所知，乍听之，不禁愕然。不久患者果然前来，但事隔多年，胡老已记不清楚，经过一番问答，乃知数年前，该患者因口糜合并前阴蚀疮来门诊，服中药治愈。近复发，在意大利确诊为白塞氏综合征，主症仍是口腔及前阴俱有蚀疮，与服甘草泻心汤加生石膏，另与苦参汤嘱其熏洗下阴，不久均治。

以上是胡老口述的治验例，可惜原病历未能查到，其具体证治不详，但具体用药却记得清楚，今列于此：

炙甘草五钱，半夏四钱，党参三钱，黄芩三钱，黄连二钱，大枣四枚，干姜二钱，生石膏一两半。

苦参汤即用苦参二两，煎汤坐浴。

按：白塞氏综合征是1937年才出现的病名，中医没有专门的证治经验，但有关狐惑病的证治早在汉代的医籍详有记载，如《金匮要略·百合狐惑阴阳毒病》第10条："狐惑之为病，状如伤寒，默默欲眠，目不得闭，卧起不安，蚀于喉为惑，蚀于阴为狐……甘草泻心汤主之"。白塞氏综合征的中心证候是口、眼、前后二阴溃疡及皮肤、黏膜损害，其中口糜见于所有患者，其次以前阴溃疡为多见，因此，胡老依据治疗白糜、狐惑病而治愈了该病。应当说明的是，本例只是口腔、前阴溃疡，适于甘草泻心汤加生石膏治疗，而白塞氏综合征尚有眼、皮肤、血管、消化道等病变者，应依据证候特点用药，不能仅用甘草泻心汤，宜注意。

治疗胃、十二指肠溃疡的经验

外寒里虚胃脘痛　易攻为补常建中

西医诊断胃、十二指肠溃疡，因有 X 线、内窥镜等检查确诊，易形成统一认识，但中医辨证治疗，因临床经验不同、学术观点不同等原因，往往出现分歧。例如六十年代曾有一位西学中者，以总结老中医经验在杂志发表论文，说什么溃疡病多数是虚寒，治疗应用黄芪建中汤，论文一出即受到众人质疑。说明多数中医重视辨证论治，并有较高的理论水平。但从杂志、书籍看，不少人往往忽略外邪与溃疡病的关系。胡老在临床研究中注意到这一问题。

例1　王某，男，46岁，病案号181985。

初诊日期1965年11月30日：10年多来胃脘疼痛，近来加重，在当地中西医治疗无效，中药多是温中理气、活血祛瘀之品。西药治疗无效，动员其做手术，因惧怕拒绝手术而来京治疗。近症：胃脘刺痛，饥饿时明显，背脊发热，午后手心发热，有时烧心，心悸，头晕，身冷畏寒，汗出恶风，口中和，不思饮，大便微溏，苔白舌尖红，脉细弦。X线钡剂造影检查：十二指肠球部溃疡，溃疡面积0.4×0.4cm^2。胡老与小建中汤，处方：

桂枝三钱，白芍六钱，生姜三钱，大枣四枚，炙甘草二钱，饴糖一两半（分冲）。

二诊1965年12月3日：疼减，手心发热亦减，但仍胃脘刺痛，背脊发热，大便日行一次。上方加炒五灵脂二钱，元胡粉五分（分冲）。

三诊1965年12月9日：胃脘痛已不明显，唯食后心下痞，四肢发凉，夜寐不安。将返东北原籍，改方茯苓饮（茯苓五钱，党参三钱，枳壳三钱，苍术三钱，生姜三钱，陈皮一两，半夏四钱），带方回家调理。

按：胡老在患者走后讲道：当表邪存在时，治疗不解表，专温补或理气血，造成外邪久不去，且引邪入内，故胃脘痛长期不愈。当治以温中同时解表，则胃脘痛很快缓解。本患者因有汗出恶风、头晕心悸等症，即有邪在表，并现表虚证，因为小建中汤的适应证，故服药三剂即效，服九剂症状基本消除。小建中汤乃是桂枝加芍药再加饴糖而成，桂枝加芍药汤原治太阳阳明合病的腹满痛，今加大量甘温补虚缓急的饴糖，虽仍治胃腹痛，但已易攻为补，治疗太阳太阴合病的时腹自痛，故名之为建中。谓之小者，以其来自于桂枝汤，仍兼解外，与专于温补的大建中汤则比较为小也。

乍看是虚实是实　本是瘀血怎温中

一些人囿于溃疡病多是虚寒的认识，因此临床往往不仔细辨证，动辄就与温中补气之药，不见疗效则加大药量，患者难以忍受，不得不换他医诊治，胡老的医案中就有不少这样的病例。

例2　张某，男，40岁，病案号178517。

初诊日期1965年10月28日：1962年即确诊为十二指肠球部溃疡，去年又查出有慢性肝炎，经常疲乏无力，纳差，右胁痛，胃脘痛，时有头晕、吐酸烧心，怕冷，前医辨证为脾胃虚寒，投与黄芪建中汤加味，服六剂，头晕加重，每早起右胁痛，胃脘痛更明显，咽干思饮，大便干，苔白腻浮黄，舌尖有瘀点，脉沉细。胡老认为是少阳阳明合病挟瘀的胃脘及胁痛，为大柴胡汤合桂枝茯苓丸方证，用药：

柴胡四钱，枳实三钱，黄芩三钱，半夏三钱，赤芍三钱，桂枝三钱，桃仁三钱，生姜三钱，大枣三枚，大黄二钱。

结果：上药隔日一剂，服第二剂后胃脘痛已，服九剂后胁痛已，纳增，大便如常。

按：本例因有乏力、怕冷、纳差等，很易看作虚寒，但如能仔细辨证，则不难发现，患者有头晕、胁痛、咽干思饮等，其证当属：少阳阳明合病。又有头晕、吐酸、烧心、大便干等，为气上逆，胃气不降。此时应以降为法，用黄芪升提中气，必然加重气逆，因此出现头晕、胁痛、胃脘痛更重。本例还有两个特点，即一是右胁痛，一是舌尖有瘀点，为有瘀血的特征，因此，本例证属少阳阳明合病并挟瘀血，故用大柴胡汤和解少阳阳明，并以桂枝茯苓丸祛除瘀血。其中有半夏、生姜、桂枝、大黄降逆和胃，全方标本兼顾，且方药对证，故见效迅速。回过头来再分析患者的乏力、怕冷、纳差等，可知并非因虚寒，而是瘀血，气滞不疏所致，辨证时当有所借鉴。

虚寒见证确实多　温补方药却不同

以上所述者皆提到误用温补，是在强调注意解表（例1）和祛瘀逐实（例2），不是说溃疡病不用温补，相反因溃疡病虚寒证确实多见，用温补的方法也就很多。但胡老根据患者具体症状的不同，辨出不同的方证，而用不同的方药。常用的方药有：大建中汤、旋覆代赭汤、黄土汤、吴茱萸汤等。今择其治验病例列述于下：

例3　甄某，男，45岁，病案号61442。

初诊日期1965年12月9日：1963年曾患胃脘痛，经X线钡剂检查确诊为胃溃疡，经治疗一度缓解，近一月来又常胃脘痛，饭前明显，口干不思饮，时感头晕、乏力，大便溏黑，潜血强阳性，苔白，脉沉弦细。与黄土汤：

伏龙肝三两，炮姜三钱，川附子三钱，党参三钱，炒白术三钱，生地炭八钱，当归三钱，川芎二钱，白芍四钱，艾叶三钱，生阿胶三钱，炙甘草二钱，黄芩三钱。

结果：上药服三剂胃脘痛已，六剂潜血转阴性。

例4　白某，男，32岁，病案号184285。

初诊日期1965年12月21日：胃脘痛反复发作已一年，近一月来加重，食前食后皆痛，常噫气，呕吐，心下痞，烧心，时脘腹胀满，苔白，脉弦细。X线钡剂检查确诊为十二指肠球部溃疡、胃下垂。与旋覆代赭汤合茯苓饮加乌贝散：

旋覆花三钱，党参三钱，生姜五钱，代赭石三钱，炙甘草二钱，半夏五钱，大枣四枚，茯苓四钱，白术三钱，陈皮三钱，枳壳三钱，乌贼骨三钱，川贝二钱。

结果：上药服三剂胃脘痛减，噫气、呕吐减。服六剂胃脘痛已，他症已不明显。

例5　李某，男，33岁，病案号478529。

初诊日期1965年3月16日：于1963年发现十二指肠球部溃疡，近来常胃脘痛，饥饿时明显，泛酸，欲呕，吐白沫，时头痛，腹胀，苔白根腻，脉弦。与吴茱萸汤合半夏厚朴汤加陈皮：

吴茱萸二钱，党参三钱，生姜三钱，半夏四钱，厚朴三钱，茯苓四钱，苏子三钱，大枣四枚，陈皮四钱。

二诊：3月25日：上药四剂，胃脘痛、呕吐白沫、头痛皆已，泛酸减。唯胃脘尚胀。上方去苏子，加木香三钱、砂仁二钱，增吴茱萸为三钱。

三诊：4月1日：药后诸症均已。

按：以上是胡老常用的温中祛寒方药。除此之外，尚亦常用理中汤、附子理中汤、大建中汤等，这里不再一一列举。胡老还常用一些单方、验方，如在缺医少药的农村用热豆油或花生油治疗溃疡病急性胃脘痛等，但非常强调辨证、辨方证。同是温中祛寒，例3因有远血又有口干、头晕、乏力等寒热交错证，故用附子、白术、甘草温中祛寒，且用伏龙肝温中收敛止血，伍以生地炭、阿胶协力止血，佐以黄芩苦寒清上热。例4则以中寒停饮、胃气上逆明显，故用旋覆代赭汤合茯苓饮，又因烧心明显，故加乌贝散。而例5虽也是中寒停饮，但表现为饮邪上犯明显，且腹张满明显，故用吴茱萸汤合半夏厚朴汤加陈皮。即温中祛寒治疗溃疡病、胃脘痛是治疗大法，在确定具体方药时，还要细辨具体方证。

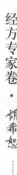

经方治疗冠心病的经验

短气未必都是虚　胸痹半表半里实

60年代有了心电图机，冠心病诊断渐渐明确，以中西医结合探讨其临床经验论著逐渐增多。对冠心病多有胸闷、胸痛，认为是痰饮瘀血阻滞的病因病机，这一认识颇为一致。而怎样从整体上看待冠心病是虚还是实上存有分歧。其中有不少人提出：根据患者多有短气、四逆、末梢血循环不好、心电图提示供血不足、心肌梗死等，冠心病患者多属虚证，其治疗则应以益气活血为主。胡老认为，冠心病多属于中医胸痹心痛范畴，在《金匮要略·胸痹心痛短气病》第2条曰："平人无寒热，短气不足以息者，实也。"正是说冠心病（胸痹心痛）多见邪实之证。胡老从六经辨证及辨方证上研究，常用大柴胡汤合桂枝茯苓丸治疗，认为本病以实证多见，今以治验病例分析之。

例1 李某，男，67岁，病案号159790。

初诊日期1965年5月28日：气短、胸痛、胸闷一月余。4月23日某医院诊断为"心肌梗死（愈合期）"，曾服复方硝酸甘油、氨茶碱等无效。又找中医治疗，以益气活血，化痰通络（白人参、黄芪、瓜蒌、赤芍、降香、桃仁、薤白、郁金等）治疗近月，未见明显疗效。近症以左胸灼热痛，气短，动则明显，时寒时热，心下堵，口苦，时头胀，失眠，大便微干，舌苔黄，脉弦滑。胡老予大柴胡汤合桂枝茯苓丸加味：

柴胡四钱，半夏三钱，黄芩三钱，白芍三钱，枳实三钱，生姜三钱，大枣四枚，桂枝三钱，茯苓四钱，桃仁三钱，大黄二钱，生石膏一两，炙甘草一钱。

二诊：6月1日：上药服三剂，各症均已，唯感夜间憋气，食后烧心，大便干，舌苔黄，脉弦滑略数。上方增大黄为三钱。

三诊：12月23日：上药服二剂夜间憋气已，外出活动仍感气短，但休息后症状渐渐消失，未再来诊。今咳一周而来诊，与半夏厚朴汤加味。

按：本例在前后治疗过程中，都用了活血理气药，但前医无效，而胡老治疗疗效明显，其关键是：前医未注意患者的寒热虚实，而胡老首先认清是实热，并定位在半表半里，再进一步辨出是大柴胡汤合桂枝茯苓丸方证，故效如桴鼓。类似这一治验是不胜枚举的，这里仅再看胡老回忆的一个病例，更可了解胡老治冠心病的特点和辨方证的准确。

1950年冬，一个叫做齐兴华的东北人，时年50岁，平时有心脏病，常心悸，胸闷，两手肤色不同，一紫一白。一日起床时突然发作胸闷心痛，其痛如刀割，并大汗淋漓，不敢挪动，时时哀叫，其妻给服鸦片而不见效。请西医马大夫急诊，注射强心剂不效。胡老至，诊脉细弱而有神，因谓不要紧。马大夫闻言提起诊包欲走，被家属挽留，谓："不是外人，不要见怪"。马大夫乃问道："君何以言不要紧？"胡老答曰："中医看脉象尚有神。"马大夫请胡老诊治，胡老处方与大柴胡汤合桃仁承气汤一剂，立即煎服，不久痛已。续服前方两剂，两手肤色变为一样，心绞痛未再作。本例因是回忆病例，当时无心电图可证，但据患者心区痛甚，并伴见大汗淋漓，很难排除心肌梗死。但无论是否，胡老把这些症辨为实证、大柴胡汤合桃仁承气汤方证，是独具慧眼的。

痰饮瘀血阻胸阳　祛痰活血理应当

冠心病常有血液循环不好，而出现四肢发凉、胸闷气短、面色苍白、疲乏无力等，中医辨证当属阳虚，但进一步分析，这种阳虚是标，而痰饮瘀血阻滞是本，胸阳被阻使阳气失运。即这种冠心病也是邪实之证。胡老也常治疗这类病证。

例2　安某，女，74岁，病案号162346。

初诊日期1965年6月14日：患心绞痛一年多，常胸前剧痛，每发作则不能平卧，呼吸困难，经常服用硝酸甘油、氨茶碱等，大汗出，口干不思饮，大便干，舌苔白厚，脉弦细。证属痰饮阻胸，瘀血阻络，治以化痰通阳，祛瘀通脉，与瓜蒌薤白半夏汤加味：

瓜蒌一两半，薤白九钱，半夏二两半，白酒二两，桂枝三钱，枳实三钱，桃仁三钱，陈皮一两，白芍四钱。

结果：上药服三剂，痛减，但小劳则发心区痛。上方加茯苓四钱，继服六剂，胸痛时作时休，仍以上方加减，服一月后，胸痛不再发作。

按：本例与例1都是痰饮瘀血阻胸，治疗都用了祛痰活血的药，但例1标热明显，而本例标寒显著，故治疗用方明显不同。胡老在瓜蒌薤白半夏汤方解中讲道：瓜蒌开胸逐痰止嗽，薤白散结止痛，合以为方，故治胸痹痛而喘息咯唾者。煎以白酒，更使药力畅行无阻也。而用大量半夏，是因饮逆较甚之故。由两治疗验例可看出，祛除痰饮是治疗冠心病的重要之法。在《金匮要略·胸痹心痛短气病》第1条就提出："夫脉当取太过不及，阳微阴弦即胸痹而痛，所以然者，责其极虚也。今阳虚知在上焦，所以胸痹心痛者，以其阴弦故也。"就是说上焦阳虚，下焦的寒饮盛，寒饮上逆，故使胸痹而心痛也。说明中医早已认识到这一病因病理，也进一步说明冠心病以邪实多见。故治疗冠心病多以祛邪为主，这是胡老治疗该病的特点。

房室传导有阻滞　活血祛瘀可调理

一般而论，脉结代见于外感病后期，由于汗、下、吐等治疗而津血枯燥所致。治疗多用炙甘草汤加减，但胡老不墨守成规，而是辨方证用药。

例3　朱某，男，48岁，病案号134621。

初诊日期1964年8月12日：近半年来心慌不适，在某医院以补气养血治疗，曾用炙甘草汤、柏子养心丹、天王补心丹等方加减，多治无效，反出现恶热、喜冷、失眠等症。经做心电图提示：房室传导阻滞、心肌劳损。现在症状：心慌，失眠，纳差，胃脘疼，心区隐痛；手脚麻木，口苦涩，小便黄，大便干，舌苔白腻，脉结代。与大柴胡汤合桂枝茯苓丸加生龙牡：

柴胡四钱，半夏三钱，黄芩三钱，桂枝三钱，茯苓三钱，

专病论治

白芍三钱，枳实三钱，桃仁三钱，红花二钱，大枣四枚，生姜三钱，大黄二钱，生龙骨五钱，生牡蛎五钱。

结果：上药服三剂，胃脘疼已，纳增，手脚麻木已，眠好转，上方去红花，加丹皮三钱。服六剂，胸痛减，眠佳，心慌不明显，脉结代已。

按：病有常有变，欲知其变，当细审其证。该患者有心慌、纳差、手脚麻木、脉结代等，似是虚证，初用炙甘草汤加减等补益无可厚非。但治疗后出现口苦涩、小便黄、大便干、心区隐痛等，证属少阳阳明合病挟瘀，故用大柴胡汤合桂枝茯苓丸加龙骨牡蛎和解少阳阳明，活血祛瘀，佐以安神，因药已对证，不久均安。

痰饮停久致心衰　温阳利水本应该

长期的冠心病往往发生心功能不全，出现心悸、浮肿等症，已示正气明显虚时，也要据证用补，胡老也用理中汤、真武汤等方治疗。《金匮要略·胸痹心痛短气病》第5条："胸痹，心中痞，气结在胸，胸满，胁下逆抢心，枳实薤白桂枝汤主之，人参汤亦主之。"胡老注解道："心中痞，指心中痞塞气不通之意。气结在胸，谓气结于胸中而胸满闷也。胁下逆抢心，谓自觉有气自胁下而逆于心胸感。枳实薤白桂枝汤，功能降逆行气以消胀满，故主之。而人参汤亦主之者，以中气大虚，饮自下乘，亦可能有气结胸满的类似证候，但虚实不同耳。"可见胡老在治疗冠心病，遇到中寒气虚证时也用温补中气之法，而同时仍要祛除痰饮，因"中气大虚饮自下乘"。冠心病病久心衰，更易出现这些证候。

例4　贺某，男，62岁。

初诊日期1965年10月15日：双下肢浮肿、胸闷、喘满2月。有冠心病、心肌劳损已5年，近两月来胸闷、心悸加重，动则喘满，且出现双下肢浮肿。西医给服强心利尿药，未见明显疗效。又服中药 10 余剂，症亦不见好转，更感头晕、心悸明显，而找胡老治疗。近症：胸闷，心悸，头晕，气短，心下痞满，口唇紫绀，口干，大便干，小便少，双下肢浮肿明显，舌苔白腻，舌暗紫，脉沉弦细。胡老与木防己去石膏加茯苓芒硝汤证：

木防己四钱，桂枝三钱，党参六钱，茯苓六钱，芒硝四钱（分二次冲服）。

结果：上药服三剂，下肢浮肿明显消退，头晕、喘满、心下痞满明显减轻。上方去芒硝，加生石膏一两，服六剂，浮肿已，胸闷、心悸各症亦不明显。

按：本例是中气虚寒非常明显的冠心病，因此以党参、桂枝温补中气。因中虚寒甚而饮邪上逆，故见胸闷、喘满、心悸等症。又因饮邪盛溢于下，故见双下肢浮肿。此时应温阳利水，用温补中气药理所当然，但痰饮停久，常易化热，乘虚上逆，治本应降逆，一些人常忽略于此，却囿于黄芪为补气之长，于此用其温补中气，使气升不降，饮邪亦随上逆，故使胸闷加重，更出现头晕等症。胡老辨证为木防己去石膏加茯苓芒硝汤证，是因本患者不但中气虚甚，而且气逆水盛也明显，同时又有心下痞满、二便不利、口干明显等症，因此，以党参温补中气为君，以桂枝温中降逆为臣，以防己茯苓利水化饮为佐，并使以芒硝清热除坚满，标本兼治，故见效迅速。这里更强调的是桂枝降冲逆的作用，是与黄芪升提正相反，一味之差，疗效迥异。关于桂枝的降逆作用，胡老反复强调，熟读桂枝汤诸方证可自明。

以上是胡老治疗冠心病最常用的方法，冠心病轻重不一，变症多端，其治疗方法、所用方药也变化万千，用经方治疗该病也有许多方药，据证用药，当是定法。

从病例谈治疗脑病经验

涉及脑病的中医病证很多，临床常见的有：头痛、眩晕、呕吐、昏迷、中风、痴呆、痫证、癫狂、郁证、不寐、耳鸣、耳聋、痉证、痿证等。现代医学可见于脑肿瘤、脑血栓、脑出血、癫痫、脑积水、脊髓灰质炎、更年期综合征、血管神经性头痛、抑郁症、精神分裂症等。胡老用经方治疗有不少独特经验，今从治验看其一斑。

脑病繁烦何其多　治疗首推大柴胡

翻一翻胡老的经治病案，突出的印象是在治疗脑病中，使用最多的方剂是大柴胡汤合桂枝茯苓丸。通过这些病案分析，可看出胡老治疗脑病的特点。

例1（脑震荡后遗症）蒋某，男，25岁，病案号110354。

初诊日期1964年8月23日：于1957年因床倒受伤人事不知，六日后始苏醒，但后遗头晕、头痛、心烦躁等证，在当地先经西药治疗，不效，又找中医治疗，用药多是熟地、五味子、紫河车、核桃仁、龙眼肉、桑椹、丹参、川芎等所谓补肾填精之品，也一直未见好转而来京求治。近时犯头晕、头痛、颈项拘急且有上冲感，头痛如针刺，常心烦躁，心下堵，手足冷，眠差，每晚只能睡三四小时，大便干，舌苔白根腻，舌尖红，脉弦滑数。胡老与以大柴胡汤合桂枝茯苓丸加生石膏：

柴胡四钱，半夏三钱，黄芩三钱，枳实三钱，大枣四枚，生姜三钱，茯苓三钱，桂枝三钱，白芍三钱，大黄二钱，丹皮三钱，桃仁三钱，生石膏一两半。

结果：上药服三剂，头晕头痛减，心烦躁减，心下堵已，大便如常，上方减生石膏为一两，又服三剂，诸证已。

按：该患者病已七年，可谓久矣，前医者囿于病久必虚，且见头晕、肢冷、眠差等，往往辨证为肾精亏损，脑髓不足，故以地黄、山萸肉、龙眼肉、五味子、紫河车、核桃仁等补之，方中虽也加入丹参、赤芍等活血之品，但证属实而用补，大法错误,故使病久迁延不愈。据患者有心下堵、颈项拘急、大便干,知病在少阳阳明;病已七年并因外伤,常有头痛如针刺、眠差等,知为久有瘀血,故为大柴胡汤合桂枝茯苓丸方证,又因有心烦躁之症,故加生石膏解热除烦。因方药对证,药能直对病本,故头晕头痛、失眠皆迎刃而解。

例2 (腮腺炎合并脑炎)董某,女,7岁,病案号1790265。

初诊日期1965年9月2日:发烧、两腮肿痛一周。近几天来出现头痛、头晕、恶心、呕吐,经同仁医院腰穿确诊为"腮腺炎合并脑炎"。因是病毒性感染,西药无对症药物,嘱其找中医诊治。近症:两腮肿痛,左侧肿甚,红肿而硬,头晕、头痛,时恶心、呕吐,不欲食,往来寒热,体温38.2℃,大便干燥,舌苔白黄,脉弦数。与大柴胡汤加银花、连翘、公英、甘草、生石膏:

柴胡五钱,黄芩三钱,半夏三钱,枳实三钱,生姜三钱,白芍三钱,大枣四枚,大黄二钱,银花四钱,连翘五钱,公英八钱,炙甘草二钱,生石膏二两。

结果:上药一剂,煎两次,分为两天服。服后,腮肿减轻,头痛已,仍头晕,恶心减,近两天仅呕吐一次,发热减,体温37.4℃,上方去大黄继服一剂,呕吐已,头晕减,但自汗、嗜卧,与小柴胡汤加生石膏:柴胡二钱,黄芩二钱,半夏三钱,党参二钱,生姜三钱,大枣四枚,炙甘草一钱,生石膏一两。服三剂诸症已。

按:本例脑炎,来诊时呈三阳合病,故以大柴胡和解三阳,加银花、连翘、公英、甘草、生石膏增强清热解毒之力,着重祛邪安脑。当邪却症减,正气也衰,故见自汗、嗜卧。因此用小柴胡汤加生石膏建中和胃,使中和而神安。

例3 (癔病)段某,女,14岁,病案号173651。

初诊日期1965年9月29日:患者在1964年3月月经初潮,

后未再潮，7月曾有一次鼻衄。于1965年4月23日突发四肢抽搐及昏厥。近来发作频繁，每发病前厌食，右上腹疼，胸闷，口吐酸水，当有气自腹向上冲时即发肢抽动，四肢发凉，并见呼吸急迫，大声喧喊，口苦，便干，意识朦胧，每针刺人中即清醒。平时恶喧嚷，看电影则头晕。近发作较频，常因饮食诱发，舌苔薄白，舌有瘀点，脉弦细稍数。与大柴胡汤合桃核承气汤：

柴胡四钱，半夏三钱，黄芩三钱，枳实三钱，白芍三钱，桂枝三钱，桃仁三钱，茯苓三钱，大黄二钱，生姜三钱，大枣四枚，丹皮三钱，芒硝三钱（分冲）。

结果：上药服三剂，抽搐及胃腹痛未作，吐酸水已，仍感头晕。改服小柴胡汤合当归芍药散：柴胡四钱，党参三钱，炙甘草二钱，当归三钱，白芍三钱，川芎二钱，半夏三钱，黄芩三钱，泽泻三钱，生姜三钱，大枣四枚，苍术三钱，茯苓三钱，吴茱萸三钱。先后加减服用三个月，诸症均已。

按：癫病属神经官能性疾病，西药无对证良药，中医辨证论治多有良效。值得一提的是，脏腑辨证多认为肝气郁结、或痰郁气结等。张志纯老中医多把该病称为"肝痫"，擅用逍遥散加减治疗，偏于养血、利水、疏气、温补为主，与胡老主用祛瘀、理气、攻下以祛实为主显然不同。但在会诊讨论病案时，认为柴胡剂对脑病有良效，两老中医却有共识，值得进一步探讨。

例4 （癫痫）张某，男，46岁。

初诊日期1981年3月13日：因1968年8月被电击伤、击倒，昏迷约一分钟，身体七处被灼伤，自此常发癫痫，大约每半月发一次，并每天头痛无休，在当地中西医治疗迄今未愈。现症：胸胁苦满，胃腹胀满，早起恶心，后头痛，喜忘，舌苔白根黄腻，脉沉弦。与大柴胡汤合桂枝茯苓丸加生石膏：

柴胡六钱，半夏四钱，黄芩三钱，枳实三钱，生姜三钱，大枣四枚，桂枝三钱，桃仁三钱，白芍三钱，茯苓三钱，丹皮三钱，大黄二钱，炙甘草二钱，生石膏一两半。

结果：上药服16剂，恶心、头痛已，癫痫发作较轻，约一月一次，仍喜忘。仍上方继服10剂，癫痫未再发，喜忘好转渐已。

按：旁观者奇，急索其方、记其案。胡老只是淡然回答："无他，是方药对证。"《伤寒论》第237条："阳明证，其人喜忘者，必有蓄血，所以然者，本有久瘀血，故令喜忘。"胡老在注解该条时论述道：其人如狂、喜忘，为瘀血的要征，即《内经》所谓"血并于上则乱而喜忘"是也。久瘀血其来也渐，故令喜忘；新瘀血其来也暴，故令如狂。但新者易攻，桃仁承气汤辈即能治之；久者难拔，势须抵挡丸，方可克之。忘与狂均属精神神经症。以是可知，诸精神神经症，多因瘀血为患，治以祛瘀活血多能取效。由此也悟出，狂躁、癫痫等脑系病变，用祛瘀法治疗，是有效的方法之一。仅用大柴胡汤合桂枝茯苓丸加减治疗的病案也多不胜数，例如1975年5月22日来一外地患者，男性18岁，突发痴呆，不能说话。经腰穿等检查未见异常，而治疗半年未见好转。胡老与大柴胡汤合桂枝茯苓丸回家治疗。待一月后，来信告知，患者服20剂后症状渐渐好转，已能说话。又有甄某，女，20岁，1967年12月来诊，其人如醉如痴，问话不答，在家也不言语，已多治无效，舌苔黄，脉微数，与大柴胡汤合桂枝茯苓丸加生石膏，连服10余剂，证已，上班工作，变得性格活泼爱说。

例5 （脑梗死）崔某，男，66岁，首都机场患者。

初诊日期1966年3月5日：两周前病发脑梗死，出现左半身不遂，麻木不仁，走路不稳，需人扶持，口干思饮，大便干，舌苔白根腻，脉弦滑数，血压190／120毫米汞柱。与大柴胡汤合桂枝茯苓丸加生石膏：

柴胡四钱，半夏三钱，黄芩三钱，白芍三钱，枳实三钱，大黄三钱，生姜三钱，大枣四枚，桂枝三钱，丹皮三钱，茯苓三钱，桃仁三钱，生石膏一两半。

二诊 4 月 1 日：上药服 6 剂，走路已轻快，已不用他人扶持，大便日 3 ～ 4 行，血压 160 / 100 毫米汞柱。仍宗前方，大黄减为二钱。

三诊 4 日 8 日：左半身不仁明显好转，唯左臂尚不遂，血压 150 / 96 毫米汞柱，仍上方消息之。

按：以上是胡老治疗脑病的部分病案，无论是器质性和功能性病变，都有用大柴胡汤的机会，当然其前提是，当患者出现其方证时才能应用。

惊狂缘本于亡阳　桂枝救逆理应当

例 6　（癔病）王某，女，26 岁，空军翻译。旁观修理电线而受惊吓，出现惊悸、心慌、失眠、头痛、纳差、恶心，时有喉中痰鸣，每有声响则心惊变色，躁烦而骂人不能自控，逐渐消瘦，由两人扶持来诊。舌苔白腻，脉弦滑寸浮。此为寒饮上犯，治以温化降逆，与桂枝去芍药加蜀漆龙骨牡蛎汤加减：

桂枝三钱，生姜三钱，炙甘草二钱，大枣四枚，半夏四钱，茯苓四钱，生龙骨五钱，生牡蛎五钱。

结果：上药服三剂，心慌、喉中痰鸣减轻。服六剂，纳增，睡眠好转。再服 10 剂诸症皆消。

例 7　（癔病）刘某，男，30 岁。

初诊日期 1966 年 4 月 5 日：东北泰来地区出现一条疯狗，到处咬人，人人恐惧。一天患者不料遇到疯狗，虽未被咬伤，但被惊吓致病，出现心慌、惊悸、恐惧、失眠等症，用中西药治疗久不见效。经病人介绍而来京找胡老诊治。患者外观泰然，神色无异常，只是感心慌、胸闷、时有恐惧不能自主，常失眠盗汗，舌苔白腻，脉弦数。脉证合参，知为阳虚水逆而致心阳不振，为桂枝甘草龙骨牡蛎汤的适应证：

桂枝四钱，炙甘草二钱，茯苓五钱，生龙骨一两，生牡蛎一两。

结果：上药服六剂，诸症已，高兴回原籍，并来信告之一年多也未复发。

按：以上两例都是惊悸证，西医可明确诊断：可谓神经官能症，但用各种镇静安神药无效。中药有效，但必须方药对证。一般中医，往往见心慌、失眠、盗汗等，首先想到为阴血虚而阴虚阳亢。这可能缘于对《伤寒论》有关条文理解的不同。如《伤寒论》第112条："伤寒脉浮，以火迫劫之，亡阳必惊狂，卧起不安者，桂枝去芍药加蜀漆牡蛎龙骨汤主之。"一些注家说什么："本方中的亡阳和少阴证的亡阳不同。少阴亡阳是有汗出肢冷，筋惕肉瞤的证候；……因为前者所伤是肾阳，后者所伤是心阳。伤肾阳的宜四逆、真武；伤心阳的宜桂枝救逆。"只不过是说亡阳是亡阳气，"因火邪逼迫，心神耗散以致惊狂不安，所以用桂枝汤去芍药之苦平，加蜀漆之辛散（当主要是祛痰作用），目的是使火气与外邪一时并散。"一方面说亡阳气，一方面说治疗时要散火气与邪气，到底病因病机是什么，让人越看越糊涂，桂枝去芍药加蜀漆牡蛎龙骨汤、桂枝甘草龙骨牡蛎汤的功能主治不明白，因此当遇此方证时不会用其方，而往往一见惊悸即想到是心血虚、心阳亢，治疗必以生地、白芍、酸枣仁、柏子仁、生龙骨、生牡蛎等养心潜阳。产生这一不同的认识主要原因，胡老明确指出，是《伤寒论》与《内经》为两个不同的理论体系。仅就关于狂的成因来看，《素问·至真要大论》曰："诸躁狂越，皆属于火。"《素问·脉解篇》曰："所谓甚则狂癫疾者，阳尽在上，而阴气从下，下虚上实，故狂癫疾也。"《难经·二十难》曰："重阳者狂，重阴者癫。"而《伤寒论》对惊狂的形成与《内经》完全不同，从具体条文看桂枝去芍药加蜀漆牡蛎龙骨救逆汤和桂枝甘草龙骨牡蛎汤方证即可明白。胡老对该两方证有明确的解释：伤寒脉浮，本宜麻黄汤发汗治之，而医以火迫使大汗出，乃错误的治疗，徒亡津

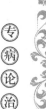

液，不但表不解，且导致急剧的气上冲，并激动里饮，而发惊狂，以致卧起不安。《伤寒论》谓"太阳伤寒者，加温针必惊也"。是说伤寒本是热证，以火助热，邪因益盛，气冲饮逆，此惊狂奔豚之所以作也。桂枝去芍药加蜀漆牡蛎龙骨汤能治火劫亡阳的逆治证，故又特称之为救逆汤。此方为桂枝汤去芍药加祛痰的蜀漆、镇惊的龙牡，故治桂枝去芍药汤证有痰饮而惊狂不安者。值得说明的是，蜀漆苦辛，平，为除痰、截疟药，并无解表散邪作用，胡老常以半夏、茯苓等代之，从以上两治验可看出，疗效颇佳，不用酸枣仁、柏子仁等安神，因饮去冲逆止则神安眠安。如按《内》《难》所述："重阳者狂"、"阳尽在上"，何以能用桂枝救逆汤治疗？胡老通过多年系统研究和教授《内经》《伤寒论》，提出两者理论体系不同，是有客观依据的，也是出于严肃的治学态度。

眩晕并非肝阳亢　里外寒热更疯狂

例8　（高血压、中风）刘某，女，65岁。

初诊日期1965年11月9日：胡老赴延庆巡回医疗，遇一老者用两轮车拉其老伴来诊，该患者病急中风三日，头晕不起，烦躁不得眠，左半身不遂，前医以大剂平肝潜阳之品，并加羚羊角粉五分冲服。患者服一剂，症不但不减，反更烦躁，整夜不眠，并感明显热气上冲、胸闷懊恼，舌苔黄腻，舌红，脉弦滑数。血压260／160毫米汞柱。其老伴问胡老："能包治好吗？不包好就不治了，光羚羊角就花五元钱，治不起！"胡老回答："包治不好说，但我开的药不过二角钱左右，您可试服一剂。"老者同意一试，于是胡老开方与大黄汤加生石膏：

黄连二钱，黄芩三钱，栀子三钱，生石膏一两半，大黄三钱。

嘱：先以大黄浸汤，以其汤煎诸药。

结果：上药服一剂，第二天下午又来诊，老者进门即磕头作揖，并口中唸道："可遇到救命恩人了！"并请求再赐良方。

胡老详问之，知其服药后，大便通一次，诸症明显减轻，血压为 150 / 100 毫米汞柱。与服大柴胡汤合桂枝茯苓丸加生石膏调理。

例9 （高血压）赵某，男，53 岁，病案号 154112。

初诊日期 1965 年 12 月 6 日：发现高血压已 20 多年，常头痛头晕、失眠，于 1965 年 4 月 2 日来门诊治疗。前医以平肝潜阳、活血益气、滋阴养心等法治疗半年未见明显变化。近一月常头晕、失眠、烦躁、易怒、心慌、鼻衄、大便干，左半身麻木，血压 170 / 130 毫米汞柱，舌苔黄，舌质红，脉弦数。证属阳明里热，治以清泄里热，与泻心汤加生地炭：

大黄三钱，黄连二钱，黄芩三钱，生地炭三钱。

结果：上药服三剂，大便通畅，心烦、鼻衄已，睡眠好转，时有胸闷，改服大柴胡汤合桂枝茯苓丸加生石膏，服一月，头晕头痛等诸症皆已。血压在 150 ～ 160 / 100 ～ 110 毫米汞柱波动。

按：治病不在用药多、用药贵，而在方药对证，从这两例可看清楚。例8用了大量平肝潜阳药，而且还用了羚羊角，结果服后更烦躁不得眠；而胡老仅用了五味普通常用药，即速收其功。例9为 20 年沉疴，前医长期用养阴、平肝、潜阳等法不效，胡老仅用普通四味即收显效。原因何在？实际道理很简单，前医只是治其标阳亢，未治其本邪实。而胡老不仅有丰富的临床经验，更重要的是仲景学说掌握到家，因此有鹰鹫之眼，一眼就看穿是阳明里实热，直投三黄泻心，捣其病本，用药精简准确，不必网络原野。

美尼尔氏及癫痫　水饮上犯最常见

例10 （美尼尔氏综合征）陈某，女，25 岁，清华大学学生。

初诊日期 1965 年 10 月 16 日：四五个月来头晕、目眩、恶心、心慌、不能进食、不能看书，西医诊断为美尼尔氏综合征，服

专病论治

西药治疗无效；查血压正常，口干不思饮，思睡，乏力，但行动自如，月经后期量少，舌苔白根腻，脉沉细弦。证属血虚水盛，治以养血利水，与当归芍药散合小半夏汤加吴茱萸：

当归三钱，白芍三钱，川芎二钱，苍术三钱，泽泻五钱，茯苓三钱，半夏五钱，生姜四钱，吴茱萸三钱。

结果：上药服三剂，证已。

例11 （美尼尔氏综合征）刘某，女，19岁，学生。

初诊日期1977年10月3日：因眩晕、耳鸣、耳聋二月，某医诊断为"美尼尔氏综合征"，中西药治疗不效，已休学两月，托亲友而找胡老诊治。近头晕不能起，睁眼则晕甚，耳聋、耳鸣，口干不欲饮，时感胸闷心慌，舌苔白厚，脉沉细。此寒饮上犯，蒙蔽清窍，治以温中化饮，与苓桂术甘汤：

茯苓六钱，桂枝三钱，苍术三钱，炙甘草二钱。

二诊10月12日：上方连服八剂，头晕已，耳鸣大减，耳聋好转。前方增桂枝为四钱、茯苓为八钱。

三诊10月20日：上药服六剂，诸症已，因害怕再犯要求再服药巩固，嘱其不必服药。

例12 （癫痫）王某，男，46岁，病案号136766。

初诊日期1966年3月8日：癫痫发作3年，原发无定时，经服西药曾一度好转，近年来发作较频，大约每半月左右发作一次，发则四肢抽搐、口吐白沫、不省人事，在当地治疗无效，由新疆来京求治。近期发作已一周，自感咽干、胃脘微胀，有时头晕、耳鸣，别无明显不适，舌苔白，脉弦细。证属饮踞少阳，治以和解化饮，与小柴胡合苓桂术甘汤加生石膏：

柴胡四钱，半夏四钱，党参三钱，黄芩三钱，生姜三钱，苍术三钱，茯苓三钱，桂枝三钱，大枣四枚，炙甘草二钱，生石膏一两半。

结果：上药服六剂，头晕、胃脘微胀好转，癫痫未见发作。上方生石膏减为一两，停服西药，继服两周仍未见发作。嘱回家继服药，有病情变化再来信，但未见来信。

例 13 （癫痫）胡某，14 岁，病案号 177285。

初诊日期 1965 年 10 月 18 日：4 年前患急性黄疸性肝炎，经治疗黄疸退，但食纳不佳，肝功时有波动，时头晕目眩，近一年来大约每半月有一次癫痫发作，发作时先觉气上冲咽，旋即四肢抽搐，继则牙关紧闭，后则不省人事，口吐白沫，经常服西药镇静药，但仍每半月发作一次，常感乏力，每发作后尤为明显，因食欲不振而现身体瘦弱，舌净无苔，脉弦细稍数。此证属血虚水盛，治以养血利水，嘱停服西药镇静药，与柴胡桂枝干姜汤合当归芍药散：

柴胡四钱，黄芩三钱，桂枝三钱，白芍三钱，川芎二钱，苍术三钱，茯苓三钱，泽泻五钱，花粉六钱，生龙骨五钱，生牡蛎五钱，炙甘草二钱。

二诊 10 月 25 日：纳稍增，近几天咳嗽吐白痰，合用半夏厚朴汤：半夏四钱，厚朴三钱，苏子三钱，生姜三钱，茯苓三钱，柴胡四钱，黄芩三钱，花粉六钱，生龙骨五钱，生牡蛎五钱，桂枝三钱，当归三钱，白芍三钱，川芎二钱，泽泻四钱，苍术四钱，炙甘草二钱。

三诊 10 月 29 日：咳已，小便频，失眠，与猪苓汤合当归芍药散：猪苓三钱，茯苓三钱，泽泻四钱，滑石五钱，白芍三钱，川芎二钱，酸枣仁五钱，阿胶三钱。

四诊 11 月 2 日：尿频已，头晕、失眠好转，右胁痛，纳稍差，继服 10 月 18 日方。

五诊 12 月 17 日：胁痛已，未发癫痫，查肝功正常。嘱：停药观察。

按：以上四例，西医诊断都明确，即分属于美尼尔氏综合征和癫痫。从中医辨证来看，四者共同之处是痰饮上犯，但具体治疗则各有不同。例 10 因血虚明显，因而合用当归芍药散，又因阳虚胃中水逆明显，故又合用小半夏汤加吴茱萸。例 11

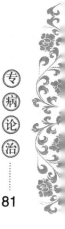

因里寒饮盛，为典型的里有水饮，冲气上犯的苓桂术甘汤方证，因此不用加减仅用原方，旨在温中化饮降逆，而很快收效。例12因少阳证明显，故以小柴胡汤和解半表半里，以苓桂术甘化饮降冲逆，并以生石膏佐清上热。例13也以血虚水盛为主，故也以养血利水为主法，但在治疗过程中变症较多，故变方也较多。这样不但治好了肝炎、咳嗽、泌尿系感染，同时也治好了癫痫。由此可看出，胡老治疗癫痫、美尼尔氏综合征属痰饮者，多是宗"病痰饮者，当以温药和之"之法，同时胡老治病不是据于一法，而是辨具体方证。

脑病头痛苦无边　方证对应皆能清

例14　韩某，男，35岁，病案号173044。

初诊日期1966年10月16日：头痛、头晕五六年，多方检查，未查出器质性病变，常服西药止痛片暂缓其痛，而不能除其根。也曾多处求中医治疗而无寸效，吃过的蝎子、天麻、川芎等可用斤计。近头痛发作发无定时，但多发于受凉或受热后、疲劳或睡眠不足后，痛多发于两侧，左多于右。来诊刻下除感咽干思饮外，他无明显不适，舌苔白薄，脉弦细。此属少阳阳明合病，与小柴胡汤加生石膏：

柴胡四钱，党参三钱，黄芩三钱，半夏四钱，生姜三钱，炙甘草二钱，大枣四枚，生石膏二两。

结果：上药服三剂，症已。

按：本例虽西医诊断未明，但从症状、治疗方药、治疗效果看，不能排除慢性咽喉炎。但无论西医诊断为何病，凡辨证为少阳阳明合病，再进一步辨明是小柴胡汤加生石膏方证，据证用药，故多年痼疾却见捷效。反之不辨证、不辨方证一味地用所谓川芎、天麻、全蝎等止痛药，是很难收效的。

例15　陈某，男，44岁，病案号97771。

初诊日期1965年3月25日：经常头痛发作已5年，与气候变化及情绪和休息不好有关，西医诊断为"神经性头痛"。近一周来午后头痛明显，并感头沉如箍，以前额及后头明显，项背发紧或酸痛，咽干思饮，晚上睡觉时感鼻塞，眠多梦，舌苔白根腻，脉沉弦细，左寸浮。此属太阳阳明太阴合病，为大青龙汤加苍术方证：

麻黄五钱，桂枝二钱，生姜三钱，大枣四枚，炙甘草二钱，杏仁二钱，桔梗三钱，苍术六钱，生石膏一两半。

结果：上药服三剂，头痛头沉减，晚上鼻塞轻，上方加生苡仁五钱继服六剂，诸症渐轻，前方继服约一月，头痛已不明显。

按：此类"神经性头痛"在临床常见，实际西医诊断应排除鼻窦炎、鼻炎等症，有不少经拍摄 X 平片而确诊鼻腔炎症。但无论诊断与否，中医根据证候可辨证为湿困于表，郁久化热，呈太阳阳明合病，为大青龙加苍术汤方证，故治其本，不用川芎、天麻等止痛而痛自去。

例 16　叶某，女，43 岁，病案号 51575。

初诊日期 1965 年 4 月 7 日：反复发作左偏头痛 10 余年，常于疲劳、睡眠不好时发作，西医诊断为"神经性头痛"，多治无效，服止痛片或喝浓茶可暂缓其痛，近发作较频，服止痛片多而出现恶心，伴见头晕、心悸，常失眠，口干思热饮，既往有卵巢、子宫切除史。舌苔白，舌质淡红，脉沉细。证属血虚水盛，郁热上扰，为当归芍药散加生石膏吴茱萸方证：

当归三钱，白芍四钱，川芎三钱，苍术四钱，茯苓四钱，泽泻八钱，炙甘草二钱，吴茱萸三钱，生石膏一两半。

结果：上药服四剂，诸症已。

按：此头痛常发于左，并有头晕、心悸、失眠等症，知不但有血虚水盛，而且还有瘀血之征，因此用当归芍药散养血利水、养血活血。因病邪主要为里寒饮盛，故用大量苍术、茯苓、泽泻温中利水，因饮盛久郁上冲，故加吴茱萸温中降逆化饮。又因饮久化热，故加生石膏佐清上热，治疗头痛时常石膏、吴

专病论治

茱萸同用，这也是胡老用药的特点。

例17　许某，男，46岁，病案号155605。

初诊日期1965年4月8日：头痛头晕已三年，哈医大腰穿诊断为"蛛网膜炎、脑动脉硬化、基底动脉供血不全、慢性喘息性支气管炎"，现症：每用脑则眼模糊，心下气上冲感，耳鸣，发热头痛，两太阳穴发胀，腰痛，左腿外侧痛，上楼即气短、喘息，近咳嗽、吐黄痰多已三月，手足心热，口干，舌苔白，脉沉弦。此为少阳阳明合病夹瘀，予大柴胡汤合桂枝茯苓丸加味：

柴胡四钱，半夏四钱，黄芩三钱，赤芍三钱，生姜三钱，桂枝三钱，茯苓三钱，桃仁三钱，丹皮三钱，炙甘草二钱，红花三钱，生石膏一两半。

二诊4月15日：上药服三剂，头痛头晕俱减，上冲感亦轻，仍咳嗽多痰，两眼视物模糊。与半夏厚朴汤加味：半夏四钱，厚朴三钱，茯苓四钱，苏子三钱，橘皮五钱，生姜三钱，瓜蒌八钱，旋覆花三钱，竹茹二钱，杏仁三钱，生石膏一两半。

三诊4月15日：咳嗽吐痰皆减，与4月8日方去大枣、红花，加生地三钱。

四诊6月10日：经约两月宗大柴胡汤合桂枝茯苓丸加减治疗，头痛已，头晕轻微，耳鸣只在夜间偶作，可用脑1小时，他症不明显。

按：此案又是大柴胡汤合桂枝茯苓丸加减治疗，以头痛为主诉，而兼有脑血管、支气管等多种虚实夹杂病，在治疗时因抓住了病邪、病位，故每攻必克，阅此病例，可师其法。

例18　李某，女，43岁，东北锦州人。

头痛、呕吐已六七年，近两年视物模糊，到处求医，诊断为"慢性青光眼"，而服中西药罔效。近一月左眼失明，因专程来京求治。近症：自感有物覆于眼上，常头痛如裂，伴呕吐，目干涩，心中发热，手足心热，口干不欲饮，舌苔薄白，脉弦细。证属血虚寒饮上犯，治以温中化饮，养血益精，予吴茱萸汤合柴胡桂枝干姜汤、当归芍药散：

吴茱萸三钱，党参三钱，干姜二钱，大枣四枚，柴胡四钱，黄芩三钱，桂枝三钱，花粉四钱，当归三钱，白芍三钱，川芎三钱，泽泻六钱，生龙骨五钱，生牡蛎五钱，茯苓四钱，苍术三钱，炙甘草二钱。

结果：上药服三剂，自感好转，连服21剂后，视物渐清，共治疗两月未易一药，左眼视物清晰，头痛等症皆消。

按：此头痛主因寒饮上犯，因有左眼失明、五心发热、目干涩等，知为津血虚不能充养，故以吴茱萸汤合柴胡桂枝干姜汤当归芍药散合方治之，能使头痛已、眼复明，可以说是奇效。但就中医治疗来说并未超出其常理。胡老尚有不少类似治验例：有以吴茱萸汤单方治疗者，有以吴茱萸汤合当归芍药散合方治疗者，有以小柴胡汤合吴茱萸汤加生石膏治疗者，这里不再枚举。皆从证、从方尊古法，但必辨方证准确，此其要也。

例19　程某，女，33岁，病案号37488。

初诊日期1967年3月7日：左偏头痛一年，西医诊为三叉神经痛。反复发作，时轻时重。既往有肝炎史。近日发作较重，左侧头面、眼眶皆痛，伴头眩而晕，大便溏泻，一日2～3行，经细问也大约一年，口干不欲饮，舌苔白根腻，脉沉细弦。证属上热下寒，治以苦辛开降，予半夏泻心汤加吴茱萸：

半夏四钱，党参三钱，黄芩三钱，黄连二钱，干姜二钱，炙甘草二钱，大枣四枚，吴茱萸三钱。

结果：上药服三剂，头痛、便溏皆好转，上方减黄芩为二钱，加生石膏一两，继服12剂，头痛已，大便如常。

按：此也为寒饮上犯之头痛，因郁久化热而呈上热下寒之证，单用吴茱萸汤则不能清上热，只用清热药又必加重下寒，故用半夏泻心汤加吴茱萸苦辛开降，治后下寒有去，故又加生石膏佐清上热，这样病邪尽除，则头痛自消。

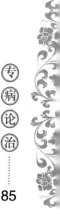

例 20 （颅咽管瘤术后）杜某，女，58 岁，病案号 66405。

初诊日期 1978 年 6 月 1 日：头痛、恶心、呕吐 20 年。自 1962 年起即常头痛、呕吐，1963 年 12 月 17 日在广安门医院诊断为"右眼球后视神经炎、部分视神经萎缩"。1972 年 6 月在协和医院手术切除颅咽管瘤。术后仍经常头痛，常服"凡拉蒙"镇痛。1977 年 5 月出现突然抽风，头痛加剧，右眼失明，左眼胀痛，伴呕吐，口苦，舌苔白，脉弦细。与小柴胡汤合桂枝茯苓丸加生石膏、吴茱萸：

柴胡四钱，黄芩三钱，半夏四钱，党参三钱，生姜三钱，大枣四枚，炙甘草二钱，桂枝三钱，茯苓三钱，丹皮三钱，桃仁三钱，生石膏一两半，吴茱萸四钱。

结果：上药服三剂症减轻，原方稍加减变化，继服 25 剂，诸症基本痊愈。

按：本病为痰饮瘀血阻滞，而呈太少合病，故与小柴胡汤和解半表半里，以桂枝茯苓丸祛瘀化饮，并加吴茱萸化饮降浊，再用生石膏佐清上热。生石膏、吴茱萸同用，这也是胡老的临床经验，病人自己也有体会，生石膏、吴茱萸治头痛、眼痛明显。

血不养心眠难安　邪扰神明更堪忧

例 21 张某，女，65 岁，病案号 16248。

初诊日期 1965 年 12 月 13 日：多年失眠，久治无效，现症：常失眠，轻时能得暂寐，但梦扰不已，重时则连续一二天整夜不眠，常头晕，口干，心悸，心烦，自汗，舌苔白，舌质红而干，脉细数无力，右手为甚。证属阴血虚损，阳不得入于阴，治以敛阳入阴，与酸枣仁汤加生龙牡：

生枣仁一两，知母四钱，茯苓五钱，川芎三钱，炙甘草二钱，生龙骨四钱，生牡蛎八钱。

二诊 12 月 17 日：上药服三剂，睡眠已稍安，但仍心烦、心悸、自汗出、头晕、口干不欲饮明显，上方去生龙骨，加当归三钱，白芍四钱，桂枝三钱，白术三钱。

三诊 12 月 22 日：上方服三剂，一切症状均除，为巩固疗效，继服上方三剂。

按：此是常见的阴血虚而致阳不入于阴的失眠。酸枣仁为一收敛性的强壮药，尤其有强壮神经及安神作用，在本方用为主药，取其补虚敛神以安眠，复以川芎、甘草和血缓急，知母、茯苓解烦安悸，更加生龙牡强壮收敛药，不仅敛汗固精，更能敛神定志，总之全方益阴和血，敛神定志，使阳入于阴，故为安眠常用方药。

例 22　武某，男，31 岁，首都机场病案号 563。

初诊日期 1966 年 3 月 18 日：3 年来失眠、身热、自汗，西医诊断为汽油中毒后遗症。每晚睡 3～4 个小时，常有头痛、头晕，口干思饮，大便先干后溏，一日 2～3 行，小便黄赤，舌苔白微腻，脉虚数。此湿热上扰，治以利湿清热，与猪苓汤加枣仁：

猪苓三钱，茯苓三钱，泽泻五钱，滑石五钱，阿胶三钱，酸枣仁八钱。

二诊 3 月 25 日：上药服六剂，眠好转，可睡 4～5 小时，头痛头晕也减，大便溏日 1～2 行，上方加苍术三钱。

三诊 4 月 1 日：睡眠基本如常，头痛已，有时头晕，他症已不明显，上方继服调理。

按：此是汽油中毒（铅中毒）引起的神经功能紊乱，因症状表现为阳明里热，而呈猪苓汤方证，故用猪苓利水清热，与茯苓、泽泻、滑石为伍，协力利水，复用阿胶益阴润燥、酸枣仁收敛安神，故用于湿热上扰兼有阴血虚之不寐。

例 23　金某，女，29 岁。

初诊日期 1965 年 12 月 22 日：失眠已十二三年，中西医治疗均无效，近两月几乎整夜不能入睡，虽感很困倦但脑子很清醒，白天则头昏脑胀，咽干，别无明显不适，但每经前腹痛明显，舌苔白微黄，脉沉实。此瘀血阻络，阳不入阴，与大柴胡汤合桃核承气汤加生龙牡：

柴胡四钱，半夏四钱，黄芩三钱，枳壳三钱，白芍三钱，生姜三钱，大枣四枚，桂枝三钱，桃仁三钱，丹皮三钱，茯苓三钱，大黄二钱，炙甘草二钱，生龙骨一两，生牡蛎一两，芒硝三钱（分冲）。

结果：上药服三剂，能睡一二小时，头昏头胀减，去芒硝继服六剂，月经行未见腹痛，睡眠如常。

按：《伤寒论》第237条曰："阳明证，其人喜忘者，必有蓄血。"是说蓄血、瘀血阻络，血不能上养于脑，脑神不足，故喜忘。同理血瘀血不能上养脑，阴血虚则阳不能入于阴，则难成眠。本患者有经前腹痛，瘀血证确凿，故主用活血祛瘀方药而收捷效。用大柴胡汤合桃核承气汤是临床经验，辨方证准确也非一日之功。

例24　张某，男，38岁，病案号182577。

初诊日期1965年12月13日：失眠已一年多，左腹时痛，时心悸，常呵欠，流眼泪，舌苔白腻，脉弦。此血虚水盛，治以养血利水，与当归芍药散合苓桂术甘汤酸枣仁汤加减：

当归三钱，白芍四钱，川芎三钱，苍术三钱，泽泻四钱，茯苓五钱，桂枝四钱，知母三钱，炒枣仁五钱，炙甘草二钱，生龙骨一两，生牡蛎一两。

二诊12月20日：上药服三剂，仍失眠，胃脘感凉，嗳气多，食后心下满。上方去知母，加半夏、生姜各三钱，橘皮四钱。

三诊1966年1月3日：左腹痛已，嗳气减，心悸、失眠好转，仍服上方调理。

按：阴血虚之失眠，用酸枣仁汤补虚敛神以安眠。当血虚同时水饮盛时，必在养血的同时与以温阳化饮。当饮重阳虚明显时，益阴除烦的知母因过于苦寒不宜服用，当依证加入半夏、生姜、陈皮温中化饮之品。

以上是胡老治疗脑系病部分病例，虽然不全面，但可以看出用经方可有效治疗各种功能性或器质性病变。同时还可看出，中药治疗脑系病之所以有效，是在中医理论指导下取得的，尤其是其病因病理、药物的作用原理，皆要遵循中医的理论。更值得说明的是，胡老治脑系病，不论病情复杂简单，不论病程长短，皆用药少而精，且疗效突出，其关键是辨方证准确之功。

治疗血证经验

血液病所赅病症甚多，胡老经治病例也很多，不能全面介绍，今就常见的出血证、贫血证、瘀血证的证治简介于下。

术后出血病垂危　经方一剂扭乾坤

例1　宋某，女，17岁，某医院住院病案号114533。

初会诊日期1982年10月11日：咽出血半月。患者出生时即有唇、腭裂，2岁时将唇裂缝合，因有"先天性肝糖元累积症"，GPT经常高，一直未进行腭裂缝合，直至上月经内科多方检查，认为可以手术，方于9月25日全麻下进行了腭裂缝合术，术中输少量血，手术顺利。术后第一二天除低热（37.5℃）外无不良反应，但意想不到的事发生了，第三天伤口开始渗血，用碘纱布条填塞无效。继用止血敏、VC、VK、6-氨基乙酸、抗血纤溶芳酸等皆无效。又请中医会诊，给服益气止血汤药数剂未见疗效。因失血过多，不得不输新鲜血液维持生命。第一二天尚能维持24小时，但自第三天起，仅能维持12小时，因此每天要输血，至今输血已逾3000毫升，故急请会诊。

会诊时实验室检查所见：GPT111单位，血红蛋白9.4克，白细胞总数10400，血小板126000，血钾4.1，血钠140，血氨 100，出血时间 1 分，凝血象检查：复钙时间 2 分（对照 2 分 30 秒），凝血酶原时间 15 秒（对照 14.5 秒），第 V 因子 19 秒（对照 21 秒），第 VII 因子 19.5 秒（对照 20.5 秒），凝血酶凝固试验 21 秒（对照 18 秒），血清剩余凝血 3 小时 22 秒，第 VIII 因子不少。

会诊时症状：神识尚清，但目喜闭合而不愿看人，烦躁汗出，面色苍白，双鼻孔见黑紫血块，口干思饮，常有饥饿感而思食，因伤口渗血未敢让其进食，大便溏稀而色黑，一日一行，舌质红无苔而见血染，脉细滑数。证属血虚热扰，急宜清热止血而兼补虚育阴之治，与芎归胶艾汤加减：

生地 30 克，当归 10 克，川芎 10 克，阿胶 10 克，艾叶 10 克，党参 10 克，白芍 10 克，炙甘草 10 克，白术 6 克，生石膏 50 克。

结果：服药一剂血即止，第二天进流食，停止输血。第三天因感食欲较差，而改生地为 15 克，加生地炭 15 克，继服三剂，食欲如常，停止输液。至 10 月 18 日复诊时，面色红润，两眼有神，除稍有汗出外，别无不适，继服二剂痊愈出院。

按：此大出血，西医诊治束手，输新鲜血也难维护。中医也曾益气止血，但因未针对病本之虚热上扰，故用大量止血药未收寸效。值会诊时，病情已危在旦夕，如药再不对症，则无挽回生命的机会。此刻胡老凭借多年经验和仲景学说的功底，诊即抓其本，并辨证为芎归胶艾汤方证，故一剂使其血止，医家病家无不称奇。

尿血虽无症　辨证却从容

例 2　林某，男，38 岁，空军飞行员。

初诊日期 1966 年 2 月 19 日：于 1962 年开始每 5～6 个月发一次尿血，因别无所苦，未予重视。但自今年 1 月 16 日尿血加重，服止血药不见效，方到医院检查，但经协和、301、北医等医院行膀胱镜、肾盂造影等检查均来见异常。查尿为血尿，色鲜红，红细胞满视野，尿蛋白（++++），怀疑肾癌，但又通过其他检查，未能确诊。舌苔白，脉细弦。胡老与芎归胶艾汤合桂枝茯苓丸：

生地一两，当归三钱，桃仁三钱，丹皮三钱，桂枝三钱，白芍三钱，茯苓三钱，泽泻三钱，阿胶三钱，艾叶一钱，生苡仁八钱。

结果：上药服三剂，尿色变淡，而出现小血块。服七剂后，尿中血块消失，查尿蛋白（-），红细胞（-），因有效连续服三十剂。4月10日来请教胡老今后治疗，胡老谓：即无尿血亦无症状，可停药，若有反复可再来诊。

按：此是无痛尿血，当首先怀疑癌症，但各项检查未能确诊，西医诊断确实不明。而中医辨证因无症状，也无从下手，曾问胡老何从辨证，胡老指示两点，一是尿血色鲜红多为热；一是尿血已久多为瘀，故拟芎归胶艾汤合桂枝茯苓丸加生苡仁补虚凉血、祛瘀活血一试。有者求之，无者求之。真乃医者，意也。

便血九年病缠绵　黄土九剂却能痊

例3　王某，男，39岁，病案号185193。

初诊日期1968年6月12日：反复发作胃脘疼、大便下血已九年。经各种检查诊断为"胆道感染"、"结肠炎出血"。近症：时有黑便，时有黑紫血，常左腹痛及胃脘疼，晚上心烦，口干思饮，但饮不多，纳尚可，但食不香，时有头晕、乏力，自感四肢发凉，面色萎黄，舌苔白腻，脉细沉。证属饮久生热，伤络血溢，治以温化寒饮，养血清热，与黄土汤合理中汤加减：

生地八钱，党参三钱，白术三钱，黄芩三钱，干姜二钱，当归三钱，川芎二钱，艾叶三钱，川附子二钱，炙甘草二钱，阿胶三钱，伏龙肝二两（煎汤代水）。

结果：上药服九剂，腹痛胃脘疼已，便血渐止。

按：前两例都是血虚有热之出血，故治疗补血兼清热而重于清热，本例则不但血虚，而更阳虚饮盛，血虚生热，饮久化热，故呈阴阳寒热交错之虚证，因此治疗以温阳为主，佐以清热为辅。方中伏龙肝，为温性收敛药而有止血的特能，伍以生地、阿胶、艾叶协力止血，佐以甘草、白术、干姜、附子、党参理中祛饮，辅以黄芩清热，故能温中补虚，生血化饮，兼清虚热，使九年便血九剂即能治愈。

崩漏不止止之不止　小柴与之和之则和

例4　赵某，女，22岁，学生。

初诊日期1966年4月5日：2年来月经淋漓不断。16岁即来月经，前三个月不规律，但半年后大致正常。缘于年前撤暖气时，过于劳累而感冒，适月经正行，没想到感冒愈后，月经淋漓至今未止。曾到妇科多次检查，未查清病因，服用止血药毫无收效。又找中医治疗，服汤剂、丸剂等，症有增无减。托亲友介绍找胡老诊治。近来症状：月经淋漓不断，色淡红，有时见小血块，时有腹隐隐作痛，常乏力、头晕、或头痛，口干，纳差，或心烦，手足心热，舌苔薄白，舌质淡红，脉沉细。胡老与小柴胡汤合当归芍药散加生地艾叶：

柴胡四钱，党参三钱，黄芩三钱，半夏四钱，生姜三钱，大枣四枚，当归三钱，川芎二钱，炙甘草二钱，茯苓三钱，苍术三钱，泽泻三钱，生地五钱，艾叶三钱。

结果：上药服10剂血止，嘱继服原方巩固疗效。三月后其同学告之月经正常。

按：本例辨证用方实耐人寻味。一般而论，长期月经淋漓不断，当首先考虑血虚、血瘀，脾不统血、肝不藏血、肾不摄血、气衰血脱等，本例何以用小柴胡汤？复习一下胡老对小柴胡汤的论述可冀拨云见日。《伤寒论》第101条曰："伤寒中风，有柴胡证，但见一证便是，不必悉具。"胡老在注解此条时写道："外感初传少阳，柴胡证往往四证不备，医者不知用小柴胡汤，因使风寒小病久久不愈，此例甚多，宜注意。"又《金匮要略·妇人产后病》"附方（一）：《千金》三物黄芩汤治妇人草褥自发露得风，四肢苦烦热，头痛者，与小柴胡汤；头不痛但烦者，此汤主之。"对此胡老注解谓："产后中风，由于失治使病久不解，因致烦热，若兼见头痛者，与小柴胡汤即解。"可见胡老对小柴胡汤的方证深深理解，一看本例症状就能判定为小柴胡汤合当归芍药散方证，故服之很快起沉疴。由此也可体会到，胡老所提出的"辨方证是六经八纲辨证的继续，亦即辨证的尖端"的观点是一生医学实践总结，是科学的论断。

再障贫血症多凶　养血利水建奇功

例5　赵某，男，26岁，密云县高岭赤脚医生。

初诊日期1977年7月27日：乏力、出血、贫血7年。不明原因感乏力、心慌、气短、鼻衄，经检查为贫血，经服中西药久不见效，后经骨髓穿刺检查确诊为"再生障碍性贫血"。自拟方开药也未见好转。现在症状：胸背痛，且感背如背冰、恶寒，气短，心悸，起则头眩，面色萎黄，口干，午后手足心热，周身皮肤散在出血点，血色素9克，血小板35000，白细胞2900，舌苔白，舌质淡暗，脉细弱。此血虚水盛，为苓桂术甘合当归芍药散方证：

桂枝三钱，白芍四钱，当归三钱，川芎三钱，茯苓四钱，苍术三钱，泽泻六钱，炙甘草二钱。

二诊9月17日：上药服10剂，诸证减轻，又继服20余剂，周身皮肤出血点消失，但感下肢酸、腹觉灼热。改服柴胡桂枝干姜汤合当归芍药散方：柴胡四钱，桂枝三钱，干姜二钱，当归三钱，白芍四钱，川芎三钱，茯苓四钱，泽泻六钱，苍术三钱，炙甘草二钱，花粉四钱，黄芩三钱，生牡蛎五钱。

三诊10月23日：自觉证已不明显，出血点亦未见，血色素 13.1 克，血小板 50000，白细胞 3500。继服上方巩固之。

按：再障是由化学、物理、生物等因素及不明原因引起骨髓造血功能障碍的疾病。60～70 年代有不少专门研究、报道。因本病易患继发感染而出现热象，祛热治疗必不可少。但因提倡"以急劳与温热病论治"则往往偏重清热而忽略祛寒温补，本例的治疗过程正是说明这一问题。一般一见口干、午后手足心热、皮肤有出血点等，即认为是阴血虚而生内热，而忽略血虚水盛、饮久化热之虚热，如本例即如此。胡老用温补中气、养血利水的方法治愈多例患者，如治一徐姓成年女患者，贫血经年，血色素 8.1 克，主症有：胃脘疼，食欲不振，大便溏有黏液，给服茯苓饮合四逆散当归芍药散加吴茱萸，服一月后，胃脘疼已，食欲及大便俱好转，血色素 10.8 克。可见温补中气、养血利水是治疗再障、贫血不可忽略的重要方法。

紫癜未必全热证　下之温之皆治之

例 6　李某，男，17 岁。在颐和园游泳时发现下肢皮肤有紫癜点点，继之腹痛、腹泻，紫癜延及遍身，入道济医院住院治疗，予止血针、止痛针等对症治疗，腹痛、紫癜不见明显好转，却人渐消瘦，以至骨瘦如柴。后因大便干结，予蓖麻油口服，便出大量污血而腹痛止，紫癜渐消，人也渐胖，而出院。但半年后病又复发，又入道济医院，再用蓖麻油则毫无疗效，无奈接回家拖延时日，后请胡老诊治。来诊时症状：皮肤紫癜散在，常少腹痛，大便干燥，烦躁，舌苔黄，舌紫，脉沉弦。认为是瘀血阻络，为抵当汤合大柴胡汤方证：

水蛭二钱，虻虫二钱，桃仁二钱，大黄三钱，柴胡四钱，白芍三钱，生姜三钱，半夏四钱，枳壳三钱，黄芩三钱，大枣四枚。

结果：上药服一剂，泄下大便及黑血数升，腹痛已，紫癜随之好转，证已，身体健康，追访 10 年未见复发。

按：本例是胡老在 50 年代的治验例，诊余胡老曾讲述过该病例。尤其是讲到辨证时，胡老特别指出，患者服蓖麻油后大便泻下污血便，可证为内有瘀血，故果断投与抵当汤合大柴胡汤，仅服一剂沉疴向愈。

例 7　程某，女，33 岁，病案号 53892。

初诊日期 1964 年 3 月 12 日：皮肤有紫癜 5 年余。自 59 年夏发现皮肤有紫癜或瘀血，同时有口、鼻、齿龈、肠道等部位出血，在友谊医院检查谓"凝血活酶生成不良，血小板第三因子功能衰退所致过敏性紫癜"，既往有肾下垂、关节炎、子宫内膜异位、慢性肝脾肿大等。治疗曾输血 800 毫升，未见明显好转。在本市某中医院辨证为气血双虚，予以黄芪、当归、阿胶等曾有效而不巩固。近症：皮肤紫癜散在，时头晕头沉，口腔、鼻腔时出血，四肢浮肿，手足麻木，两胁痛，腰酸腿软，困乏无力，嗜睡，身无热而恶寒，有时自汗，饮食尚可，口干，便溏，舌苔白薄，舌质淡，脉左弦右沉细无力。此为少阳太阴合病，为柴胡桂枝汤合附子理中汤方证：

柴胡四钱，黄芩三钱，生姜三钱，半夏三钱，桂枝三钱，白芍三钱，川附子三钱，党参三钱，当归四钱，川芎四钱，茯苓三钱，泽泻三钱，大枣四枚，炙甘草二钱。

二诊 3 月 16 日：上药服三剂，诸症减轻，上方去川附子，加丹参一两、阿胶三钱。

三诊 3 月 31 日：下肢浮肿，紫癜又明显，少腹发凉，面色苍白，腹胀、口渴喜饮而小便不利，且自感浮肿明显时，紫癜及出血皆明显，以往浮肿明显时服双氢克尿塞，肿消不明显而心慌心跳显著，且紫癜、出血加重。与木防己汤合当归芍药散加黄芪：木防己三钱，党参三钱，桂枝三钱，生石膏一两半，当归三钱，茯苓三钱，川芎三钱，苍术三钱，泽泻四钱，猪苓三钱，白芍三钱，生黄芪五钱。

四诊 4 月 7 日：上药服六剂，效果满意，于 4 月 4 日上半身浮肿明显消退，下肢浮肿亦减，自感精神轻松，躺卧、入厕蹲着手足也不再感麻木，体力增加，做清洁办公室工作已不感累，关节疼亦减，腹胀已，两胁痛明显好转，食后胃脘及两胁稍有胀疼，紫癜大部在消退，仍口干喜热饮，小便多，上方加生地炭五钱、茜草四钱继服调理。

按：从本案治疗过程中可看到，用柴胡桂枝汤合附子理中汤有效，但去温阳的附子，加凉血止血的丹参、阿胶病情反增重，并发现水肿与紫癜密切相关，因此用木防己汤加黄芪益气利水，能使水肿退紫癜消。由此胡老体验认为：水肿时则血液稀释，为出血、紫癜创造条件，祛水势在必行，此是特殊之法。当然整个病的治疗要综合分析，据症候辨证立法用药，本案主要表现为气血虚水饮盛，故治当益气养血利水，为木防己汤合当归芍药散加黄芪方证，不用止血而血自止。

例8　何某，男，58 岁，病案号 160462。

初诊日期 1965 年 9 月 20 日：于 1964 年 4 月间淋浴时，发现两小腿皮肤有紫癜，以后时轻时重，有时便血或尿血。曾到各大医院诊治均未见效。于 1965 年 6 月 15 日来我院门诊治疗，血液检查：白细胞 3500，血小板 85000，出血时间 1 分 30 秒，凝血时间 30 秒，白细胞分类：中性 66%，淋巴 34%，血色素 13.4 克，经用温中活血、和肝化瘀等法，前后服药 300 余剂未见明显效果，今日找胡老会诊。现症：两小腿紫癜满布，两膝上也散见，有时两手背亦出现，每劳累后紫癜增多，每药中有苍术亦增多，午后低热，口苦咽干，脐上微痛，舌苔薄白，脉弦细。胡老与四逆散合四物汤加味：

柴胡四钱，赤芍四钱，枳实三钱，炙甘草二钱，当归三钱，川芎三钱，生地炭一两，桂枝三钱，茜草六钱，阿胶三钱，紫草二钱。

结果：上药服六剂，紫癜明显减退，脐上微痛减，仍口苦咽干，午后低热，上方加生石膏一两半，服一周后，低热已，减生地炭为五钱，服半月，诸症皆已。

按：从症状看，本案有热有瘀，因此用四逆散合四物汤加味当属对证方药。关于四逆散，《伤寒论》第318条："少阴病，四逆，其人或咳、或悸、或小便不利、或腹中痛、或泄利下重者，四逆散主之。"在讲述该条时胡老指出：本条所述明明是少阳病证，而冠之以少阴病者，可有以下二义：（一）原本少阴病，今传入半表里而转属少阳也；（二）由于热壅气郁，血行受阻，因致脉微细、四逆、形似少阴病的外观，因以少阴病冠之，教人加意鉴别也。本案口苦咽干、午后低热可知为少阳病；脐上腹痛、下肢紫癜可知为血行受阻，因此用四逆散合四物汤恰适其证。方中加桂枝、桃仁是有桂枝茯苓丸之意，又加茜草、紫草、阿胶也旨在凉血、活血、止血。用药虽平淡无奇，因方药对证而收捷效。

瘀血之证虽多见　下瘀血汤可称奇

例9　杨某，女，30岁。

时在北京解放前夕，因久病卧床不起，家中一贫如洗。邻人怜之，请胡老义诊之。望其骨瘦如柴，面色黧黑，扪其腹，少腹硬满而痛，大便一周未行，舌紫暗，苔黄褐，脉沉弦。胡老判为干血停聚少腹，治当急下其瘀，与下瘀血汤加麝香：

大黄五钱，桃仁三钱，䗪虫二钱，麝香少许。

结果：因其家境贫寒，麝香只找来一点点，令其用纱布包裹，汤药煎成，把布包在汤中一蘸，仍留下煎再用。服一剂，大便泻下黑紫粪便及黑水一大盆，腹痛减，饮食进，继服血府逐瘀汤、桂枝茯苓丸加减，一月后面色变白、变胖，如换一人。

按：本案西医诊断不明，但病重已至危笃，中医据证用药，寥寥几味，一剂即能扭转乾坤，这是中医的科学特点。这一科学的形成，不是一个人一生所能为，而是千万人、几代、几十代科学实践的总结。因此，胡老认为把张仲景称为"医圣"是

专病论治

过誉之谈，把《伤寒论》视为一人之独创是不切实际的。在发展中医事业上，首先要在继承上下工夫。

系统性红斑狼疮论治

狼疮不治找中医　　经方论治有苗头

系统性红斑狼疮为自体免疫性疾病，病变部位在全身结缔组织，并可罹及皮肤、黏膜、浆膜、血管、心、肝、肾、肺、脑、胃肠、淋巴、血液等全身组织和器官。本病的临床主要症状是：发热、红斑皮疹、关节疼痛及水肿。发热见于绝大多数患者，尤其在急性发作期多见，热型不规律，时高时低，时长时短，很少见畏冷或寒战，发汗后热可暂退。长期低热者较多见，自汗多而少见盗汗、骨蒸之状。红斑皮疹以面颊部蝶形红斑、甲周红斑及指（趾）甲远端下红斑最具特征性。红斑可现其他形状，如环形红斑、多形红斑、丘疹、斑丘疹、疱疹、网状青斑等，红斑每遇阳光照射则加重。此外，手足掌可见瘀点，严重者可引起肢端坏死，口腔及咽部有无痛性顽固溃疡。90%以上的患者可见关节疼痛，很像类风湿。水肿亦常见，轻者可见腰酸、下肢轻度浮肿，重者则常见头痛头晕，甚则恶心呕吐，下肢可凹性浮肿或伴腹水。

本病的治疗，西医用激素有一定疗效，尤其在急性期高热期能改善症状，但有的患者也无效。而且用激素治疗副作用大，难以撤除，故许多患者经西医治疗后，被告知已无法可医，方找中医。从其发病及临床特征来看，本病多属中医的痹病、饮证、丹疹、水肿证等病证范畴。从而通过辨证论治能取得一定疗效。有不少报道中医治疗可对抗激素的副作用、减少激素用量，有的报道中药可退红斑、减轻关节疼痛、改善肾功能、改善全身症状。通过六经辨证，并用经方治疗也有明显的疗效。

狼疮热殊红斑凶　养血利水建奇功

例1　李某，女，32岁。

初诊日期1967年12月10日：发热、面部、背部起红斑一年余。不明原因发热、皮肤起红斑，到协和及北医检查，确诊为系统性红斑狼疮，曾用激素治疗未见明显疗效，经人介绍找胡老诊治。现症：不规则发热，面部、背部皮肤斑块或连成片状红肿，表皮有皮屑脱落甚似牛皮癣，常有颈、项、背、腰痛，时咽干心烦，头易汗出，舌苔薄白，脉弦细数。证属厥阴太阴合病，上热下寒，血虚水盛，治以清上温下，养血利水，与柴胡桂枝干姜汤合当归芍药散加石膏：

柴胡五钱，黄芩三钱，花粉四钱，生牡蛎五钱，生龙骨五钱，桂枝三钱，干姜二钱，白芍三钱，当归三钱，川芎三钱，苍术三钱，茯苓三钱，泽泻五钱，炙甘草二钱，生石膏一两半。

结果：上药服六剂自感有效，乃连服30剂后始来复诊。届时面部、背部红斑基本消失，查血象恢复正常，体温之低热不规则热已消失，颈项背腰已不感疼痛。到北大复查时，医生大为惊奇，对其治疗十分满意，并谆谆嘱其总结其病历，并嘱其不需吃药。但停药约半月，面部又出现红斑，其他症状不明显，又求胡老诊治，胡老仍与上方去生石膏消息之。

按：本例远期疗效因故未能追踪，是个遗憾，但近期疗效让西医称奇也为之不易。这里也说明，中医中药治疗系统性红斑狼疮有效，用六经辨证、经方的理论方药治疗该病有效，胡老的治疗经验有参考价值。

例2　宋某，女，40岁，北新桥帆布厂工人。

初诊日期1971年7月25日：面部起红斑半年。半年前因牙痛到医院拔牙，牙科医生看到鼻上眉间有红斑，怀疑是红斑狼疮故不给拔牙，后经多次检查，找到狼疮细胞，告之为不治之症，建议中医治疗。现症：鼻上及眉间生两块红紫斑，上覆痂如白霜，偶有少量溢液，痒不明显，但见阳光后痒加重，自感全身酸软无力，食欲不正常，有时恶心呕吐，头痛头晕口干，时感身热而体温不高，二便调，舌苔白少津，脉细沉。证属厥阴太阴合病血虚水盛。治以养血利水，清上温下，与柴胡桂枝干姜汤合当归芍药散。

柴胡四钱，黄芩三钱，花粉四钱，生牡蛎五钱，桂枝三钱，干姜二钱，当归三钱，川芎三钱，泽泻五钱，茯苓三钱，苍术三钱，白芍三钱，炙甘草二钱。

二诊1972年2月11日：自服用上方后，眉间处狼疮红斑逐渐缩小，一般情况均见改善，故一直服上方。

三诊1973年6月2日：患者全身症状好转明显，红斑仅在鼻尖上能看到一小块，其他一般情况良好。

按：此例观察长达两年，资料难得。与前例1有相同之处，即皆为上热下寒血虚水盛，所不同者，例1有心烦汗出，为水饮郁久化热之象，故治疗加用生石膏。通过两例的观察可以看到，当遇到系统性红斑狼疮表现为上热下寒，血虚水盛时，治以清上温下、养血利水这一方法是有效的。

狼疮肾水泛滥激素技穷　开鬼门洁净府转机萌生

例3　周某，男，21岁，某医院会诊病人。

初诊日期1966年1月4日：周身浮肿一年，在协和医院诊断为狼疮性肾炎，告之无根治方法，长期服用激素。曾去上海中医狼疮专门小组治疗三个月，未见明显疗效而返回，住院治疗，中西医多次会诊治疗，症状不见好转反越来越恶化，不得已再倍增激素量，强的松每日60毫克，同时服用双氢克尿塞，仍不见症状改善，其父母特来京请胡老会诊。因长期服用激素，致使体胖、周身严重水肿，面呈满月状，眼成一条小缝，尿中经常见蛋白、红细胞、白细胞，经常疲劳，时心跳、汗出，尿少，时头痛，恶心，不能食，血压常高（160／105毫米汞柱），非蛋白氮120毫克／毫升，舌苔薄白，舌质红，脉沉细数，胡老与越婢加术汤：

麻黄六钱，生石膏二两，生姜三钱，炙甘草二钱，大枣五枚，苍术六钱。

结果：上方服三剂，尿增，肿减，恶心已，食欲好转。药后有头晕、身痒，其父母也在医界，让他医看处方后谓："麻黄量太大！"而停服中药，但症仍不减，后停双氢克尿塞则症已，但又出现腹胀、恶心、呕吐、不能食、头痛、视力模糊，查血压仍高（150／100毫米汞柱），眼底血管变细、眼底水肿，因再请胡老会诊，胡老与半夏厚朴汤加陈皮：半夏四钱，厚朴三钱，生姜三钱，苏子三钱，茯苓四钱，陈皮一两。上方服一剂后，呕吐止，继服二剂，纳饮增加，因浮肿、心烦、眠差明显，与半夏厚朴汤合猪苓汤：半夏四钱，厚朴三钱，茯苓四钱，苏子三钱，生姜四钱，猪苓三钱，泽泻三钱，陈皮三钱，阿胶三钱。此方服三剂，腹胀已，小便增多，浮肿减，因面部肿消而显眼睁大，纳增，一餐可吃20个饺子。因口干、心烦、汗出明显，继服越婢加术汤，服一月余，人变瘦，浮肿不明显，非蛋白氮80毫克／毫升，强的松每日5毫克。仍与该方调理。

按：本例未能做到像例2那样长期系统观察，但能看出中药的明显效果，使激素撤到最小量。值得说明的是，胡老治疗该病，并不是说他找到了杀红斑狼疮细胞、抗过敏、改善免疫功能的方药，而是根据症状特点进行辨证论治而取得疗效。本患者主要表现为浮肿、肥胖，中医认为是水饮为患。但不同时期又有不同症状，因此治疗用方也有不同。初诊时因浮肿甚，且见汗出、头痛、脉沉细数，为外邪里热之证，故用越婢加术汤治疗而显效；二诊时因头晕、呕吐、腹胀等明显，为痰饮气结所致，故与半夏厚朴汤加陈皮治疗亦收捷效；三诊时因小便不利、心烦、眠差明显，为里有水饮而津伤，故与半夏厚朴汤合猪苓汤治疗也显效；四诊后又现越婢加术汤方证，故又用越婢加术汤治疗使诸症好转，减少激素用量。有是证，用是方，是中医治疗学的特点。不过对于越婢加术汤治疗肾炎、水肿胡老体会尤深，指出：实践证明，本方所主水肿证，亦以肾机能障碍而致者为多，对于肾炎患者的水肿和腹水屡试皆验，尤其令人惊异者，不但水肿消除，而且肾炎本病亦得到彻底治愈。对于狼疮肾（水肿明显者）也可能有效，应进一步观察之。

论治淋证

热在下焦概其廓　变证兼证皆繁多

关于淋证的症状《金匮要略·消渴小便不利淋病》曰："淋之为病，小便如粟状，小腹弦急，痛引脐中。"《金匮要略·妇人妊娠病》称谓"小便难"。可知淋证是指小便频数、短涩、滴沥刺痛、欲出未尽、小腹拘急、或痛引腰腹的病证。《内经·素问·六元正纪大论》称谓"淋闷"；《金匮要略·五脏风寒积聚病》称谓"淋秘"。该证多见于西医的泌尿系感染、泌尿系结石、乳糜尿等疾患，在古今皆是常见的疾病。关于淋证的病因，《金匮要略·五脏风寒积聚病》认为是"热在下焦"；《丹溪心法·淋》篇谓"淋有五，皆属乎热"；《诸病源候论·淋病诸候》则认为"诸淋者，由肾虚而膀胱热故也"。后世医家认为本病多由于膀胱积热，但亦有由于气郁及肾虚而发者。其治疗多以利湿清热为主，但遇有变证、兼证时，又必以六经辨证定其大法，再具体辨方证用其方药。

例1　丁某，男，36岁，病案号169559。

初诊日期1965年8月16日：尿痛、尿血、腰痛三个月，三月前长途乘坐火车，吃烧鸡、喝啤酒而喝水少，不久出现腹痛腰痛，痛如刀割又如撕裂，阵阵发作，初发作时喝水则腹胀而无小便，后发作时饮水后有少量小便而尿道剧痛，到医院检查：尿红细胞满视野，泌尿系造影未见结石，用抗生素等治疗无效。现右腰亦痛，尿粉红色，红细胞满视野，大便干，舌苔黄褐少津，脉左弦细，右沉细。与猪苓汤加大黄、生薏米：

猪苓三钱，茯苓三钱，泽泻四钱，滑石五钱，阿胶三钱，生薏米一两，大黄四分。

二诊8月19日：上药服三剂，腰痛不明显而显酸沉，尿痛不明显，少腹两侧及两鼠蹊酸重，大便不干但不畅，与柴胡桂枝干姜汤合当归芍药散加味：柴胡四钱，黄芩三钱，花粉六钱，生牡蛎五钱，桂枝三钱，干姜二钱，白芍四钱，当归三钱，川芎三钱，茯苓三钱，苍术三钱，泽泻四钱，生薏米一两，炙甘草二钱，桑寄生一两。

三诊8月25日：上药服三剂，诸症已，但行膀胱镜检查及拍X线片后，确诊右输尿管有结石。又出现尿道刺痛，与8月16日方加金钱草二两。

四诊8月30日：上药服二剂后，尿道剧痛，排尿困难，见血块、黏液，不久排出黄豆大结石，而排尿通畅。

五诊9月7日：无任何自觉症状。

按：本例初诊时，可属湿热下注，可视为本证，用猪苓汤加生薏米利湿清热，可视为正治。又因有右侧腰痛，为瘀血之征，可视为兼证，故加少量大黄以活血祛瘀，这是胡老用药特点。二诊时腰、腹痛及尿痛皆不明显，而酸重明显，为邪退正虚，证属血虚水盛，可视为变证，故与柴胡桂枝干姜汤合当归芍药散加味。当行膀胱镜检查后又出现尿道痛时，又现湿热下注之证，故又用猪苓汤加金钱草，使尿结石排出，诸症皆已。

例2　韩某，女，31岁，病案号5157。初诊日期：1965年1月23日：13年前怀孕时患"压迫性肾炎"，分娩后渐愈。但于1964年9月11日又出现尿急、尿频、尿痛、腰痛、腹胀等症，诊为"肾炎复发及急性尿道炎和膀胱炎"，屡用抗生素不效而找中医治疗，曾以肾虚心火盛、脾虚气弱论治而效不明显，今日请胡老会诊。近症：尿频，白天50余次，晚上30余次，有时尿频滴沥而不能离盆。尿时痛如刀割。尿赤热，有时带血丝血块。左腰胀痛，时腹胀，下肢轻度浮肿，常感头晕、心悸、少腹里急、口干渴甚，既往有阴道滴虫史、人工流产史、痛经史，舌苔白，舌红，脉细数。证属湿热下注兼挟瘀血，与猪苓汤加生薏米、大黄：

猪苓三钱，茯苓皮三钱，泽泻四钱，生薏米一两半，滑石五钱，阿胶珠三钱，大黄三分。

二诊1月27日：上药服三剂，尿频尿痛腰痛皆减，小便色变浅，尿道已无灼热感，口干渴已，仍腰痛及腹胀明显，脉仍细数，热去而湿重，与肾着汤：

茯苓皮三钱，白术三钱，干姜三钱，炙甘草二钱。

三诊2月5日：小便频数缓解，尿量亦显著增加，腰痛腹胀皆减轻，脉已不数，上两方交替服用。

四诊2月13日：尿道未痛，稍劳则腰酸痛，少腹里急，下肢轻度浮肿，脉又稍数，与肾气丸：

生地八钱，山萸肉四钱，山药三钱，丹皮三钱，茯苓三钱，泽泻四钱，桂枝三钱，附子二钱。

五诊3月11日：上药服三剂，腰痛不明显，下肢肿消，食量倍增，仍以上方调理，偶有头晕、腰痛，他无明显不适。

按：此淋证反复发作经久不愈，急性发作及慢性症状交替出现，正邪胜衰也交替变换，因此治疗时要据证把握病机，该祛邪时当祛邪，该扶正时即扶正，使正能胜邪是病愈的关键。

结石在里见表证　解外化饮病全休

例3　李某，男，47岁，住院病案号17020。

初诊日期1975年7月27日：自感上腹有肿物已两月多，因无不适未曾检查治疗。近一月来因感到左上腹疼痛而来门诊，经内外科检查，怀疑是肿瘤而收住院治疗。体查：上腹左右均可触及拳头大实性肿物，表面不光滑，轻度压痛，部位深在与体位无关。尿常规:蛋白（+-)，红细胞15～20,白细胞3～5。血沉61毫米/小时。尿酚红排泄试验:一杯3%、二杯5%、三杯5%、四杯7%。静脉肾盂造影:左肾扩大，右肾未显影。临床诊断:双肾肿瘤?肾结核?动员手术治疗,尚等待安排手术，要求服中药一试,因找胡老会诊。依证所见:左腹胀痛，头晕心悸，汗出恶风，口干思饮，饮后渴仍不止，而心下水响，尿频、尿涩痛，舌苔白，脉浮数，心率100次/分。此属表虚心下停饮而兼津伤夹瘀之证，为五苓散合猪苓汤加大黄方证，与五苓散合猪苓汤加大黄:

　　猪苓三钱，泽泻五钱，苍术三钱，茯苓四钱，桂枝三钱，滑石一两，阿胶三钱，生大黄一钱，生苡仁一两。

　　结果:上药服二剂后，小便增多，尿中排出绿豆大结石。三剂服完后，连续四五天排出细砂样结石，腹部肿物消失，其他症状也全消失。追访五年未见复发。

　　按:结石病位在里，治疗时一般多从里证着想，很少注意祛外邪。胡老从六经辨证及辨方证的经验出发，在排石时，自然而然注意到外邪的辨证和治疗。众所共知，结石的形成与湿（饮、水）邪下注有关，而祛湿的治疗绝不能忽视外邪的有否。胡老在讲解桂枝汤、小青龙汤、五苓散、苓桂术甘汤等方证时曾反复强调:水湿停于心下、停于里，则里有所阻，表亦不透，故如不兼利其水，则表必不解；如单独解表，强发其汗，则激动里饮、里湿，变证百出。此时唯有于解表方中，须兼用利尿逐水药，始收里和表解之效。即在外邪内饮证的治疗时，必须祛湿、祛饮的同时予以解表。本例不但外邪明显，里湿、里饮也明显，而且津伤已著，又兼挟瘀，故治疗必解表、利湿、生津、益阴、祛瘀为法，为五苓散合猪苓汤加大黄的适应证，方中似无专门排石药，服后却表解湿去而结石随湿而出。类似这种病例，在胡老治验例中，是数不胜数的。

淋证里证阳气衰　温阳祛饮治也乖

例4　王某，女，75岁，病案号15398。

初诊日期1964年8月20日：尿频、遗尿、淋漓三个月，去年3月曾患尿急、尿痛、尿频，诊断为膀胱炎，用抗生素治疗而愈。今年5月又出现尿急、尿频、尿痛，又用抗生素治疗而疗效不佳，因长期口服西药，出现食欲差、恶心、头晕等而求中医诊治，曾服木通、车前子、黄柏、益智仁、桑螵蛸、芡实等药而未见明显效果。现症：尿频、遗尿、淋漓，小腹麻木胀痛，心悸，头晕，腰酸痛，恶心，纳差，恶寒，四逆，苔白润，舌质淡暗，脉沉细迟，证属里虚寒饮凝滞，治以温阳化饮，与真武汤：

制附子三钱，生姜三钱，茯苓三钱，白术三钱，白芍三钱。

结果：上药服一剂，恶心、头晕已，食欲改善，小便频减，服三剂，诸症皆已。

按：无论是急性还是慢性淋证，皆有热证和寒证之分，本例一派虚寒，无明显表证，呈太阴里虚寒饮凝滞之证。一些慢性病的形成，多是治疗不及时、治疗不当，消耗人体津液、阳气，渐成里虚寒之证。《伤寒论》第82条："太阳病发汗，汗出不解，其人仍发热，心下悸，头眩，身𬇕动，振振欲擗地者，真武汤主之。"第316条："少阴病，二三日不已，至四五日，腹痛，小便不利，四肢沉重疼痛，自下利者，此为有水气。其人或咳，或小便利，或下利，或呕者，真武汤主之。"此两条皆是论述里有水饮，而误发汗而造成的里虚寒饮证。前条是表阳证太阳病，后条是表虚寒证少阴病，皆是说由于误治而并于太阴。表证本宜发汗，但里有水气，若不兼驱其水，单纯发汗，则虽汗出而病不解，伤津液、耗正气，使病迁延不愈。淋证病人当有表证而呈外邪内饮时，治疗以解表化饮，即解表的同时化饮，使表解饮去病即愈，如病案3即如此。如不是在解表的同时又予化饮，或单解表、或单化饮、或单攻下，皆非善法，皆可拖延病情，加重病情，造成淋证迁延不愈，这一中医理论值得深思。

前列腺炎治疗经验谈

病系多证有关联　必须辨证方消灾

前列腺炎是临床常见病，它又分急性和慢性两种。急性前列腺炎，主要表现尿急、尿频、尿痛，会阴部坠胀疼痛，并向腰骶部、阴茎、腹股沟部放射，常可出现高烧、恶寒、头痛、身痛等症，有如急性淋证。前列腺液化验，可见脓细胞。直肠指检，可扪及肿大的前列腺，灼热，触痛。如已化脓，可有波动感，脓肿破溃后可自后尿道、直肠或会阴部穿刺出稀薄带臭味的脓液，继而全身症状可迅速消退。慢性前列腺炎主要表现为：排尿不畅、尿频、尿急，排尿时感尿道灼热、或尿痛，或见血尿，或见排尿困难，或淋沥不爽，或排尿终末或大便时，尿道流出乳白色黏液，或会阴部坠胀疼，有时牵拉阴茎、睾丸痛，或出现小腹、腹股沟、大腿内侧等处痛。由于病情轻重不一，病程长短不同，临床症状也复杂多变。常见的症状为：身疲乏力，头晕，五心烦热，耳鸣，失眠多梦，腰酸膝软，性功能障碍，如阳痿、遗精、早泄等。值得注意的是，有不少患者，临床症状轻、不明显，因有遗精或早泄或阳痿而找中医看病，经检查方知有前列腺炎症。一般通过前列腺液检查可以确定诊断。

中医古代无前列腺炎这一病名，但根据临床表现，中医古代早有类似的记载，如急性前列腺炎似属中医的"悬痈"和"穿裆发"；慢性前列腺炎类属于中医的"白淫"、"精尿"、"精浊"、"劳淋"、"淋浊"、"白浊"、"遗精"、"早泄"、"阳痿"等病证范畴，由此也可知，前列腺炎可出现许多证，治疗该病也必须从证入手，辨证论治才能奏效。

炎是邪客证各异　　虚实不同治有殊

例 1　李某，男，46 岁，病案号 121641。

初诊日期 1965 年 5 月 31 日：既往有慢性前列腺炎史，近一周来，出现头晕头痛，恶寒发热，无汗，身疲乏力，四肢酸软，曾服两剂桑菊饮加减，热不退，因有尿急、尿痛、尿浊，又给服八正散加减。诸症不减。今日仍恶寒发热，全身酸楚，有时汗出，尿急、尿痛、尿浊，下午体温 38℃，大便如常，小便黄赤，尿常规检查：白细胞成堆，红细胞 8 ～ 10。舌质淡而有紫斑，舌苔白腻，脉细滑数，寸浮。此证极似湿热下注之象，但已用八正散不效，可知有隐情，故又细问其症，得知有口苦，胸满闷，由《伤寒论》第 257 条："病人无表里证，发热七八日，脉浮数者，可下之"之句悟出，此证为湿热内结，辨方证为大柴胡汤合增液承气汤：

柴胡四钱，白芍四钱，枳实三钱，半夏三钱，黄芩三钱，生姜三钱，大枣四枚，大黄二钱，炙甘草二钱，生地五钱，麦冬四钱，玄参四钱，生石膏二两。

结果：上药服两剂，热退身凉，因仍有尿痛、尿急，改服猪苓汤加大黄，连服六剂，诸症已。

按：本证病灶、炎症在下、在前列腺，但证候反应却在半表半里及里，且已现津伤，此时如仅用利湿通淋于下，必致津更伤，邪更踞于里，正虚里实，津伤热更盛，病情益甚，局部可能化脓，有可能形成"穿裆发"。胡老秉承仲景医论并据临床经验仔细辨证，辨证准确，治疗得当，治从清里及和解半表半里，同时又益津增液，故能使热退身凉和。再进一步清理余邪，使病痊愈。

例 2　刘某，男，45 岁，病案号 137865。

初诊日期 1966 年 3 月 9 日：自上月 25 日发热，尿痛，诊断为慢性前列腺炎急性发作，已用抗生素治疗一周，效不明显而转中医治疗，曾服辛凉解表及利湿清热剂，汗出益甚而症不

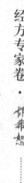

退，现症：汗出，恶风，头痛，身疼，口苦，胸闷，腰痛，大便干，溲赤，尿道灼痛，舌苔薄白，脉细弦滑。此为表虚犹未解，而里热已盛，呈三阳合病，为柴胡桂枝汤加黄芪生石膏方证：

柴胡四钱，黄芩三钱，生姜三钱，半夏三钱，党参三钱，大枣四枚，桂枝三钱，白芍三钱，生黄芪五钱，炙甘草二钱，生石膏一两半。

结果：上药服三剂，头痛、身疼已，汗出恶风减，上方再加生苡仁六钱，麦冬四钱，服六剂，诸症已。

按：本证有大便干、溲赤、尿道灼痛等，乍看为里实热证，但胡老据汗出恶风、身疼等首辨为表虚证，表虚则营卫虚，可知胃不实，以是可知里热盛而不实，当为柴胡桂枝汤加生黄芪生石膏方证。服之表解，半表半里和，里清，诸症随之亦消。不着眼消炎而炎自消。

例3　王某，男，30岁，首都机场病案号3341。

初诊日期1966年6月11：患前列腺炎已半年余，已服中西药治疗，疗效不理想。现症：腰痛，时小腹痛，或睾丸坠胀痛，时尿道涩痛，大便时，尿道口有乳白色黏液流出，尿频而量少，尿色红黄，口干思饮，舌苔白根腻，脉弦滑。证属湿瘀阻滞，治以利湿化瘀，与猪苓汤加生苡仁大黄：

猪苓三钱，泽泻四钱，滑石五钱，生苡仁一两，生阿胶三钱，大黄一钱。

结果：上药只服二剂，症大减，因腰痛明显，上方加柴胡桂枝干姜汤，服半月，症状基本消失。

按：胡老常用猪苓汤加减，治疗肾盂肾炎、膀胱炎、急慢性前列腺炎，泌尿系感染等，其主要辨证依据是口渴，即属内热者。本例虽有腰痛，但无明显表证，而有口干思饮，尿道涩痛，尿黄等，以湿热夹瘀为著，故以猪苓汤加生苡仁、大黄，利湿化瘀，使邪去症已。

例4　方某，男，43岁，病案号132645。

初诊日期 1965 年 12 月 7 日：三个月来尿不尽、尿频、阴囊抽缩，曾查前列腺液，白细胞 15～20，卵磷脂小体（++），诊断为慢性前列腺炎，西药治疗，疗效不明显。后转中医诊治，以补肾、舒肝等治疗，症不减反加重。近症：常腰痛，小便不畅，尿不尽，尿频，食后则少腹拘急、心中摆忙、晕眩、阴囊和阴茎挛缩，现症恶寒、头晕加重，舌苔白，脉细弦。此外寒内饮为患，为五苓散方证：

桂枝三钱，茯苓四钱，泽泻五钱，猪苓三钱，苍术三钱。

结果：上方服三剂症减，继原方服六剂，诸症基本消除。

按：前阴为宗筋所聚，肝肾所主，一般遇阴缩挛急，要想到补肝益肾。但本例慢性前列腺炎为水饮为患，且呈外寒内饮之证，补则激动内饮，饮邪上犯，故现心中摆忙、头晕、目眩，正邪相争，内外皆急，故恶寒、腹拘急、囊缩挛急。此时唯有在解表的同时利水，方能使表解水去，五苓散正是这种作用。这里也可看出，例 3 和本例同是慢性前列腺炎，因表现的方证不同，所以治疗用药也就不同。中医治疗有无疗效，关系所在，不可忽视。

例 5　陈某，男，36 岁，病案号 196986。

初诊日期 1967 年 7 月 30 日：自 1963 年来会阴常坠胀或痛，经西医诊断为慢性前列腺炎，中西药治疗未见明显效果，近一月来症状加重，会阴胀痛，晚上更甚，影响睡眠，时少腹挛痛，腰酸膝软，小便余沥，尿后或大便时尿道有乳白色黏液流出，舌苔白，脉沉弦细尺滑。此虚寒里急，为小建中汤加小茴香桑螵蛸乌药方证：

桂枝三钱，白芍六钱，生姜三钱，大枣四枚，炙甘草二钱，饴糖二两，小茴香三钱，桑螵蛸三钱，乌药三钱。

结果：上方服六剂，会阴坠胀及痛减，上方加生苡仁、猪苓等服一月，诸症基本消失。

按：《金匮要略·血痹虚劳病》第 13 条曰："虚劳里急，悸衄，腹中痛，梦失精，四肢酸痛，手足烦热，咽干口燥，小建中汤主之。"多是指里虚寒引起腹中痛，有不少慢性前列腺炎患者出现该方证，用小建中汤加减治疗多取佳效。

性功障碍邪所为　但补肾虚必遭殃

例6　白某，男，35岁，病案号163411。

初诊日期1965年6月23日：自1961年4月出现失眠，且越来越重，相继出现头晕、耳鸣、早泄、遗精、小便不利，西医诊断为慢性前列腺炎、神经衰弱。服药治疗无效，而转中医诊治，曾服人参养荣丸、全鹿丸等不效，且症益重。来诊时症见：失眠，自汗盗汗，头昏脑胀，耳鸣，眩晕欲吐，不敢睁眼，少腹悸动，早泄，遗精一周三次，舌苔白根厚，脉沉细数。此阳气下虚，虚火上亢之证，为二加龙骨牡蛎汤方证：

桂枝三钱，白芍三钱，白薇三钱，生姜三钱，大枣三枚，生龙骨五钱，生牡蛎五钱，川附子三钱，炙甘草二钱。

结果：上方服六剂，睡眠好转，只遗精一次。7月2日改他医处方，与知柏地黄丸，服后遗精、耳鸣皆加重，继与上方加酸枣仁加减，经两月治疗，遗精已，早泄减，余耳鸣，继合用酸枣仁汤服月余，症渐平。

按：前列腺炎常引起性功能障碍，如遗精、早泄、阳痿等，改善这些症状，当然要治疗前列腺炎症。但治疗前列腺炎症必须辨证，本例在治疗初及治疗中已显示，一见遗精、早泄便以肾虚补治是不准确的，必须辨清病本，并与相应的方药，才能收效。本例因长期失眠、自汗、盗汗，营卫不固，外邪易侵，长此以往，出现阳虚于下，虚阳亢于上，因此治疗必须调和营卫以抗邪外出，同时用附子温补在下之阳虚，用白薇、生龙骨、生牡蛎涩敛浮阳，这样有的放矢，才能治好慢性前列腺炎，才能治好遗精、早泄。

例7　仓某，男，30岁，病案号98603。

初诊日期1963年2月28日：结婚即现阳痿、早泄，病已4年，经中西医诊治毫无起效。经查有慢性前列腺炎，近服桂附地黄丸未见疗效。近症：阴茎勃起弱，举而不坚，且不持久而早泄，素动念见色流精，大便前后，每因腹压增加而有乳白色黏液流出，腰酸楚，耳鸣，舌苔白，脉弦细。此属营卫失和，上热下寒，治以调和营卫，温下敛上，与二加龙骨牡蛎汤：

桂枝三钱，白芍三钱，生姜三钱，大枣四枚，白薇三钱，川附子三钱，生龙骨八钱，生牡蛎八钱，炙甘草二钱。

结果：上方服三剂，耳鸣大减，见色流精、大便时尿道溢液亦减。上方加四逆散，服六剂，自觉症状皆好转，偶有耳鸣腰酸，精神好转。与四逆散合当归芍药散、二加龙骨牡蛎汤加减，服六剂，告之阳痿已。

按：《内经》谓："阴阳之要，阳密乃固"，此患者长期患慢性前列腺炎，伴见阳痿、早泄，证现阳气虚于下，虚阳浮于上，其关键在阳虚不能密固，对于这种证，古人已有成熟的治疗经验，如《金匮要略·血痹虚劳病》第8条曰："夫失精家，少腹弦急，阴头寒，目眩，发落，脉极虚、芤迟，为清谷、亡血、失精，脉得诸芤动微紧，男子失精，女子梦交，桂枝龙骨牡蛎汤主之。"桂枝加龙骨牡蛎汤加白薇、附子，即二加龙骨牡蛎汤之意，其目的在于温下寒，调和营卫，调和阴阳，收敛浮阳，潜阳入阴，阳能固密，阴亦能守，精亦不致外溢，阴阳和则功自调。又本患者，长期抱病情郁气滞，因此后期治疗，辅以四逆散疏肝理气，使阳气得舒，这样治愈慢性前列腺炎，也即治好了早泄、阳痿。

肾炎病初探

里水皮水皆相见　祛邪利水据证投

这里所说的肾炎，是指常见的急性肾小球肾炎和慢性肾小球肾炎，是由感染（以链球菌感染最常见）后免疫反应引起的急、慢性炎症。临床以水肿、尿少、尿中见红细胞、管型、蛋白、高血压等为主要症候。本病属中医的水气病范畴。《金匮要略·水气病》第1条："病有风水、有皮水、有正水、有石水、有黄汗。"肾炎属水气病哪一种？第5条云："里水者，一身面目黄肿，其脉沉，小便不利，故令病水；假如小便自利，自亡津液，故令渴也，越婢加术汤主之。"急慢性肾炎常见这种方证。关于里水，有的注家认为是"皮水"之误，理由是越婢加术汤治外邪内饮，而里水当无外邪。实际这里的里水，是指水发自里，由于小便不利，因而病水，里有水饮，又见外邪在表，而呈外邪内饮之证，恰是肾炎常见的病在里而现外邪内饮证。这是肾炎常见的病证，并不是说里水就等于肾炎，肾炎在急、慢性发病过程中，可见到许多变证，出现许多方证，临床对于肾炎的治疗关键不是病名，而是辨具体方证，如《金匮要略·水气病》第20条曰："风水，脉浮，身重，汗出恶风者，防己黄芪汤主之。"第21条曰："风水，恶风，一身悉肿，脉浮不渴，续自汗出，无大热，越婢加术汤主之。"两条都称风水，前者为表虚，后者为表实，因表虚实不同，治疗也就不同，前者固表利水，后者发汗利水。肾炎有急、慢之别，其症也变化多端，其适应方证也就很多，如四肢肿，水气在皮肤中，四肢聂聂动者，也为表虚里饮，为防己黄芪汤的适应方证；如腰背痛，四肢肿，头晕，心悸，病在半表半里，而呈血虚水盛，为柴胡桂枝干姜汤合当归芍药散方证；如病久阳衰出四肢肿冷，小便不利，少腹不仁，呈阳衰水停，为八味丸方证……具体方证很多，要在临床上细辨，这里不再一一悉举，从治验病例可看出其治疗规律。

例1 于某，男，35岁，病案号7246。

初诊日期1965年7月5日：慢性肾炎已两年，曾住院治

113

疗三个月未见明显疗效，出院求中医诊治。全身浮肿，四肢乏力，腰痛，口不渴，尿蛋白在（++～+++）波动，舌苔薄白根黄，脉沉弦。与越婢加术汤加茯苓：

麻黄六钱，生石膏一两半，生姜三钱，大枣四枚，炙甘草二钱，苍术四钱，茯苓三钱。

结果：上药服三剂，小便增多，浮肿减轻，自感身轻有力，即自继服原方，连服三月未更方，浮肿全消，查尿蛋白（-）。

按：此是肾炎常见典型的"里水"即越婢加术汤方证，虽病程长逾数年，但仍为外邪内饮证，故用越婢加术汤而收捷效。胡老所称该方不但能改善临床症状，而且能改善肾功能，这种经验之谈，确非虚言。值得说明的是，该患者自行服越婢加术汤三个月，虽属效不更方，但更主要是证无变化，因此能使方药对证，能获捷效。而当有变证时，也必随证变方。

例2 马某，女，12岁，病案号171525。

初诊日期1965年9月4日：前天出现面目浮肿，头晕且胀，不欲食，大便干燥，小便黄少，查尿蛋白（+++），血压150/100毫米汞柱，诊断为急性肾炎，舌苔白厚，脉弦数。与越婢加术汤：

麻黄六钱，生姜三钱，大枣四枚，炙甘草二钱，苍术八钱，生石膏二两。

二诊9月6日：药后面目浮肿已消，仍头晕，咳嗽明显，胸胁苦满，不欲食，舌苔白根黄，脉细数。与小柴胡汤合麻杏石甘汤：柴胡三钱，黄芩三钱，生姜三钱，半夏三钱，大枣四枚，党参二钱，麻黄二钱，杏仁三钱，炙甘草二钱，陈皮三钱，生石膏二两。

三诊9月8日：上药服三剂，咳嗽已不明显，胸胁苦满减，尚头晕，大便干燥，血压110/70毫米汞柱，仍与前方，去麻黄，加川厚朴三钱，猪苓三钱。

四诊9月13日：头晕已，诸证悉除，唯脉数、苔白、溲黄，与当归芍散合猪苓汤加生石膏：当归三钱，白芍二钱，川芎三钱，茯苓三钱，泽泻三钱，苍术三钱，猪苓四钱，阿胶三钱，滑石四钱，生石膏一两。

五诊9月17日：自感无不适，化验尿蛋白（-）。

按：本患者虽病程不长，但出现变证较多，因而用方也变换较多。又本例患病初即由中医治疗，未用激素，收效快可能与此有关，但愿肾炎患者都能如此。

肾炎有邪补应慎　证现虚损益不疑

例3　宋某，男，19岁，红卫兵接待站工作人员。

初诊日期1966年7月26日：自7月20日始，出现咽痛、发烧、身冷、微咳，自服APC热不退，继尿红、尿少，于区医院诊治，仍以外感治疗，热仍不解，并出现眼睑浮肿、下肢浮肿、头痛、尿少，甚至一日无尿，体温38℃～38.5℃，经友谊医院查尿：尿蛋白（++++），白细胞满视野，管型2～4，嘱其住院治疗，因无钱只注射一日消炎针，热减而诸症未已，经人介绍找胡老诊治。近症：面目及双下肢浮肿，头痛头晕，身热恶寒，腰微痛，小便黄少，舌苔白厚，脉细滑数。与越婢加术汤：

麻黄六钱，生石膏二两，生姜三钱，大枣四枚，炙甘草二钱，苍术四钱。

结果：上药服二剂后，肿大减，尿量增加，服三剂后，肿全消。服六剂后，尿蛋白减为（+），仍感腰痛、乏力，与柴胡桂枝干姜汤合当归芍药散：柴胡三钱，黄芩三钱，花粉四钱，生牡蛎五钱，桂枝三钱，干姜二钱，当归三钱，白芍三钱，川芎三钱，泽泻三钱，苍术三钱，茯苓三钱，炙甘草二钱。服一月，尿蛋白为（-），休息一个月即参加工作。1966年12月6日复查尿常规正常，自感良好。

按：本例初诊时为外邪内饮，故以越婢加术汤驱邪为主；当肿消外邪不明显，而血虚水盛时，则以养血温阳利水为治。

例4　姚某，男，23岁，病案号183376。

初诊日期1965年12月11日：自今年5月发现肾小球肾炎，用过维生素、氯化奎林、考的松等治疗未见明显效果。现症仍浮肿，腰酸痛，乏力，稍劳则气短，纳差，头晕，口干思饮，小便少黄，舌苔白腻，脉沉细滑。尿比重1.020，尿蛋白（+++），管型2～3，红细胞15～20，白细胞1～3。与柴胡桂枝干姜汤合当归芍药散：

柴胡四钱，桂枝三钱，黄芩三钱，花粉四钱，生牡蛎五钱，干姜二钱，当归三钱，白芍三钱，苍术三钱，川芎三钱，泽泻三钱，茯苓三钱，炙甘草二钱。

结果：上药服六剂，腰痛、乏力好转，仍浮肿、纳差、小便少，近两天头晕、恶心、汗出恶风明显，与防己黄芪汤合木防己汤：生黄芪四钱，桂枝三钱，茯苓三钱，木防己三钱，党参三钱，生姜三钱，生石膏一两半，苍术三钱，炙甘草二钱。服六剂后，小便增多，浮肿、汗出恶风、腰痛皆减，恶心已，继服前方两月，诸症皆好转，仍时有头晕，查尿常规，尿蛋白（++），管型0～1，红细胞1～8，仍以上方消息之。

按：本例初诊即现气血俱虚之证，故与柴胡桂枝干姜汤合当归芍药散养血利水，服六剂，虽有一定疗效，但症状改善不明显。经进一步辨证，认为表虚水盛明显，故改服防己黄芪汤合木防己汤而使症状得到明显好转。但经长期服药也未使肾功明显改善。这里的原因可能是：本例是慢性肾炎，须作长期治疗观察；服用激素后的患者，服中药难于见效。是否如此，当进一步探讨。

头痛的辨证论治

头痛多见太阳病　六经合病当审清

头痛是临床上常见的自觉症状，可单独出现，亦可见于各种急慢性疾病中。脑系病常见头痛，已在前论述，这里重点介绍脑系病之外的头痛。关于头痛的病因病机，古今有许多探讨，如《素问·五脏生成篇》曰："头痛巅疾，下虚上实，过在足少阴、巨阳，甚则入肾。"《素问·风论篇》："风气循风府而上，则为脑风。"《济生方·头痛论治》曰："凡头痛者，血气俱虚，风寒暑湿之邪，伤于阳……又有风热痰厥，气虚肾厥，新沐之后，露卧当风，皆令人头痛。"《丹溪心法·头痛》曰："头痛多主于痰。"这些论述，在头痛的辨证论治上，给人们以启迪。这里应着重说明的是，《伤寒论》的六经辨证，在头痛的治疗上更能给予正确、快捷地指导。例如《伤寒论》第1条即指出："太阳之为病，脉浮，头项强痛而恶寒。"这就指明了头痛多属于太阳病。值得说明的是，有人认为这只是指感冒头痛，这里的原因，第一是没有正确理解太阳病的实质。第二是后世习惯把头痛分为外感和内伤两大类，把太阳病视为外感病，把内伤头痛视为无外邪，这样只认为急性头痛才见太阳病，而慢性则不能有太阳病。实际各种急慢性病中皆可出现头痛，有头痛则说明有太阳病的存在，不过不少头痛者已不是单纯的太阳病，而是合病、并病，如太阳少阳合病；太阳阳明合病；太阳太阴合病等。这样头痛的六经辨证既明，则治疗大法便可确定，这就是在太阳用汗法；在少阴用温阳强壮发汗法；太阳少阳合病用和解法；少阴太阴合病用强壮发汗温里法；太阳太阴合病用解表温里法。在大法的指导下，再辨具体的方证，则头痛可得到正确的治疗。这里仅从几个治验案例分析、探讨之。

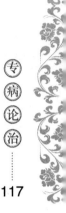

太阳汗法分虚实　少阴合病当温补

例1　任某，女，21岁，病案号49703。

初诊日期1965年12月21日：昨日感冒，头痛、身痛、腰痛、恶寒、无汗、恶心欲呕，素有腹泻腹痛，舌苔薄白，脉浮数，与葛根加半夏汤：

葛根三钱，麻黄三钱，桂枝三钱，生姜三钱，白芍三钱，大枣四枚，炙甘草二钱，半夏三钱。

结果：上服一剂，症大减，二剂症已。

按：此是太阳表实证为主的头痛，故用麻桂发汗；因有腹泻，实际合阳明病，故用葛根治利，并加半夏降逆。此头痛是近期感冒所患，故解表降逆即解。

例2　张某，男，52岁，病案号123526。

初诊日期1965年12月12日：2年来头痛，常服止痛片可缓解，但不能除根，且出现胃脘时痛，因而求服中药。近头痛多在顶部、后颈部，时身痛、膝关节痛，常身热，汗出恶风，舌苔薄白，脉缓细。与桂枝汤：

桂枝三钱，白芍三钱，生姜三钱，大枣四枚，炙甘草二钱。

结果：上药服二剂，诸症减，仍身痛、胁痛、便干、纳差、欲呕，与大柴胡汤合桂枝茯苓丸加生石膏：柴胡四钱，半夏三钱，白芍三钱，黄芩三钱，枳实三钱，生姜三钱，大枣四枚，桂枝三钱，桃仁三钱，丹皮三钱，大黄三钱，茯苓三钱，生石膏一两。服三剂，诸症已。

按：本例头痛初诊为太阳表虚证，故服桂枝汤二剂症减。但出现了少阳阳明合病，且见胁痛，虑其久病多瘀，故与大柴胡汤合桂枝茯苓丸加生石膏治之，二剂即愈。这里可看到，本例初为表虚，后现里实，正邪相争，证变则方变，不是一方治头痛，其他病也是如此。

例3　许某，男，47岁，病案号3752。

初诊日期1978年5月4日：右头痛两天，自感无精神，两手逆冷，恶寒无汗，口中和，不思饮，舌质淡，舌苔薄白，脉沉细，咽红多滤泡增生。与麻黄附子甘草汤加川芎：

麻黄10克，炮附子10克，炙甘草6克，川芎10克。

结果：上药服一煎，微汗出，头痛解，未再服药，调养两日，身体如常。

按：本例为少阴表虚寒证的头痛，以温阳强壮解表，表解则头痛去。这里需说明的是，这种虚寒表阴证即少阴病，不只是见于感冒的一两天，也可见于慢性头痛中，如喘证篇中的唐某病例，即是经常头痛和哮喘并见的病证，因现少阴表虚寒证，用麻黄附子细辛汤治疗而愈，正说明少阴表证之头痛也常见于慢性病。这里需说明的是，胡老认为表分阴阳，阳证为太阳，阴证为少阴，即是说太阳与少阴病位同在表，是正邪的盛衰决定了表证的性质，即表现为虚寒阴性者为少阴病，表现为实热阳性者为太阳病。太阳病可因误治，或病久而陷于少阴病，头痛更为多见，宜注意。

头痛临证多变幻　合病合方伏苍龙

例 4　刘某，女，36 岁，病案号 76443。

初诊日期 1965 年 3 月 9 日：反复发作头痛 5 年，多于午后、疲劳、睡眠不足时发作，多次到医院查无所获，多谓"神经性头痛"，给镇静剂、止痛剂可暂时缓解而不能除根。近一月因前额痛明显，拍 X 线片诊断为鼻窦炎，用抗生素治疗无效而找中医治疗。近症：头痛多在前额，伴双眼胀痛、后颈紧胀感、头沉、背酸痛、咽干、易心烦，无鼻塞流涕，舌苔白根腻，脉沉细弦，左寸浮。与越婢加术半夏桔梗汤：

麻黄四钱，生姜三钱，炙甘草二钱，大枣四枚，生石膏一两半，苍术五钱，半夏四钱，桔梗三钱。

结果：上药服三剂，头痛减，服六剂头痛已。仍后颈紧，继服六剂，诸证已。

按：本例显然为慢性病，但临床症状，仍表现为外邪里饮而呈现太阳阳明太阴合病，故用越婢加术半夏桔梗汤解表化饮而使症解。

例 5　程某，男，15 岁，病案号 135393。

初诊日期 1965 年 4 月 8 日：近 10 日来，头痛发热、恶寒、欲呕、纳差、口干、自汗、身倦怠、下肢无力，舌苔薄白，脉弦细，体温 38℃。与柴胡桂枝汤加味：

柴胡四钱，黄芩三钱，半夏三钱，党参三钱，桂枝三钱，赤芍三钱，炙甘草二钱，生姜三钱，大枣四枚，苦桔梗二钱，生石膏一两半。

二诊 4 月 9 日：上药服一剂后，诸症均已，唯感身酸软无力，体温 37℃。上方去桂枝、芍药，服一剂善后。

按：本例头痛，初诊有自汗出，发热恶寒，为表不解，说明邪胜精却，欲呕纳差，病已入少阳；因有咽干、心烦已现阳明证，故为三阳合病，因与柴胡桂枝汤加生石膏一剂症大解，因表除而里、半表半里证不了了，故再与小柴胡汤加生石膏善后。

例 6　薛某，女，26 岁，病案号 228165。

初诊日期 1967 年 1 月 7 日：左偏头痛六七年，在当地（长春）屡治无效，且近一年发作频繁，由朋友介绍来京找胡老诊治。近症：几乎每日皆发作头痛，多在左太阳穴以上，但时轻时重，严重时，疼作则恶心、呕吐、或腹泻，须卧床四五日不动，疼剧烈时则面部亦疼，又经常感头晕，舌苔白根腻，脉沉细。与小半夏合苓桂术甘吴茱萸汤：

半夏四钱，生姜三钱，党参三钱，吴茱萸四钱，大枣四枚，桂枝三钱，白术三钱，茯苓三钱，炙甘草二钱。

按：本例头痛已六七年，但仍表现为太阳与太阴合病，故治以解表温中。又因痰饮上逆明显，故以苓桂术甘汤合吴茱萸汤温中降逆。再因痰饮盛而呕吐明显，因此合用小半夏汤化饮降逆，全方的功能，解表化饮、温中降逆。这里应特别注意的是，凡是有外邪内饮同时存在的情况下，治疗必须在解表的同时予以化饮。如是单独解表，或单独化饮，不但使证不解，而且还要加重病情，这是胡老多次强调的观点，当珍视之。

例 7　李某，男，26 岁，病案号 152205。

初诊日期 1966 年 1 月 5 日：头痛两年，盖因中学读书引起。素有胃病，现已渐趋平静，仅偶尔烧心、吞酸，但时有心下停饮、心下振水声。平时整天头昏、晕沉，头脑不清楚，并时头痛，眉间沉紧，下午常有热胀上冲头面之感。有时头痛为刺痛，如电由项部上蹿入脑，或偏左，或在巅顶，或在后脑，发作时，须以手按之一二分钟始能缓解，如此一日发作两三次，长期忍受头痛之苦，影响学习和工作，最使人恐怖者，似脑生异物，曾到各医院诊治，多谓"神经衰弱"，整天吃药而不见效，反而副作用明显，时有恶心、或腹痛，睡眠不好。亦曾找中医诊治，以养血熄风安神等法，服天麻钩藤饮、镇肝熄风汤等加减，效不明显。舌苔白根腻，脉沉细弦。与吴茱萸汤加苓归芎：

吴茱萸三钱，党参三钱，生姜三钱，大枣四枚，当归二钱，川芎二钱，茯苓四钱。

结果：上药服三剂后，剧疼只发作一次，头晕胀、眉间紧感诸症均减，睡眠已有进步，并感看书记忆力提高，上方增党参为四钱，当归为三钱，川芎为三钱，服六剂诸症已。

按：《伤寒论》第 387 条曰："干呕吐涎沫、头痛者，吴茱萸汤主之。"是说里虚寒饮冲逆用吴茱萸汤治疗。本例为里虚寒饮，逆饮上犯的头痛，故以温中下气、降逆止呕为法；又因痛为刺痛，病久血虚血瘀，故加当归、川芎养血活血；再因心下停饮为著，故加茯苓以驱饮，合方治之，使胃安饮去血和，故头痛已。

痰饮引起的头痛很多见，应用吴茱萸汤方加减治疗的机会很多。因痰饮变化多端，用药也要随之而变，当饮停久化热出现上热下寒时，可据证合用半夏泻心汤、生姜泻心汤、小柴胡汤、柴胡桂枝干姜汤、或加生石膏；当饮逆上冲明显时，可合用苓桂术甘汤。总之，适证加减多有良效。

例 8　李某，女，36 岁，病案号 1915。

初诊日期 1966 年 5 月 6 日：产后患左偏头痛，已三年未愈，时心下痛，左上下肢酸胀，口干不思饮，有时恶心吐清水，舌苔白润，脉弦细。证属表虚饮盛，治以建中和荣固卫，更以温中化饮。与当归四逆加吴茱萸生姜汤：

当归三钱，桂枝三钱，白芍三钱，大枣六枚，炙甘草二钱，生姜五钱，细辛三钱，通草二钱，吴茱萸三钱。

结果：上药服四剂，头痛明显减轻，心下痛未作，左上下肢酸胀亦减，上方增吴茱萸为四钱，继服七剂后，自感无不适。

按：当归四逆汤，原主荣卫不利的外寒，本也有血虚饮盛在表，今里寒饮也明显，故时心下痛、恶心吐清水，实为太阳太阴合病，故要同时祛里寒饮，因此加吴茱萸生姜治之，使荣血和，寒饮去则头痛自解。

以上所述，多为虚寒头痛，而实热头痛也是多见的，因在脑病中重点论述，可互参，这里不再重复。

近代中医教科书，在诊治头痛时多以外感、内伤为纲，在临床须熟悉脏腑辨证理论，同时必须掌握一定用药经验，方能治疗常见头痛症。而六经辨证治疗头痛，则以六经为纲，再据合病、并病情况，据证用方，只要熟悉《伤寒论》的方证，治疗各种头痛方能应用自如。

阑尾炎的治疗经验

阑尾炎中医古称肠痈，有急性和慢性之分，它虽属外科疾病，但用内治法多能治愈。西医亦用内治法，即用抗生素消炎可使炎症消失，但往往易于复发，最终还是手术治疗。因此，西医把内治法称为保守疗法，言外之意手术治疗是非保守疗法、积极疗法、根治疗法。中医的内治法与西医的保守疗法不同，中医治疗见效快而很少复发，这应感谢祖先留下的宝贵经验。例如在《金匮要略·疮痈肠痈浸淫病》第 3 条记载："肠痈之为病，其身甲错，腹皮急，按之濡如肿状，腹无积聚，身无热，脉数，此为肠内有痈脓，薏苡附子败酱散主之。"是论述慢性阑尾炎的证治；又如《金匮要略·疮痈肠痈浸淫病》第4条记载："肠痈者，少腹肿痞，按之即痛如淋，小便自调，时时发热，自汗出，复恶寒，其脉迟紧者，脓未成，可下之，当有血；脉洪数者，脓已成，不可下也。大黄牡丹皮汤主之。"是论述急性阑尾炎的证治。就是说，不但有急性阑尾炎的治疗经验，而且还有慢性阑尾炎的治疗经验。这些治疗经验之所以宝贵，是因用之多验。当然要真正掌握其方证，并能适证加减用药，今从临床治验说明之。

病危群医不出方　鹫眼虎胆救苍生

例1　高某，男，35岁，复员军人，住靴子高铺胡同。

初诊日期1952年8月15日：腹痛、高烧2天，在同仁医院确诊为急性阑尾炎，嘱其住院手术治疗，患者因战伤多次手术治疗，甚感手术苦痛，拒绝入院手术，致卧床不起，腹痛呻吟，而多次找中医诊治，来者皆不开方而归。患者亲友在同仁医院的滕医师请胡老会诊。胡老诊其病人：腹痛甚，呻吟叫喊不休，高烧体温40℃，身烫皮肤灼手而无汗，少腹剧痛，腹拒按，舌苔黄，舌质红，脉滑数。胡老当即认定，此是瘀血挟脓呈少阳阳明合病，为大柴胡汤合大黄牡丹皮汤方证：

柴胡八钱，黄芩三钱，白芍三钱，半夏三钱，生姜四钱，枳实四钱，大枣四枚，大黄二钱，牡丹皮四钱，桃仁三钱，冬瓜子四钱，芒硝四钱。

结果：上药服一剂后，热退腹痛减，自己乘车到胡老诊所复诊，原方继服六剂痊愈。

按：该患者病急、病重，危在旦夕，如治疗不当，命若复卵。因此一般医者惧于责任谢绝出方。然若能看准其症结，认准其方证，就把握了疾病的转机，也就有鹰鹫之眼，猛虎之胆。胡老投一剂能转危为安，说明认证准确无误，用方药恰到好处。这里值得注意的是，胡老合用大柴胡汤，前面已提到："肠痈者，少腹肿痞，按之即痛如淋，小便自调，时时发热……大黄牡丹皮汤主之。"单用大黄牡丹皮汤即可，为何还合用大柴胡汤呢？这是因为该患者有少阳阳明合病之证，用大柴胡汤恰能方药对证，才能更好解热、祛瘀排脓，因而收效快捷。这是胡老的临床经验、用方药特点，但也是遵守了六经辨证规律。对于有高烧者合用大柴胡汤，而无高烧者也可合用，例2即如此。

例2 曹某，男，40岁，病案号0063。

初诊日期1965年6月10日：右小腹痛二三日，经西医检查诊为急性阑尾炎，麦氏点压痛明显，体温不高，白细胞8800，刻下症：右小腹痛胀，咽干，口苦，微恶心，大便干，舌苔黄，脉弦滑。与大柴胡汤合大黄牡丹皮汤：

柴胡四钱，半夏三钱，黄芩三钱，白芍三钱，枳实三钱，生姜四钱，大枣四枚，桃仁三钱，牡丹皮三钱，冬瓜子四钱，大黄二钱，芒硝三钱。

结果：上药服三剂，腹痛已，但右少腹仍痞胀，便前有腹痛，上方减芒硝为二钱，加炙甘草一钱，服六剂，症已。

按：本例虽无高烧，但因见右腹痛、咽干、口苦、微恶心、大便干等症，大柴胡汤证备，故合用之。又因无高烧，故柴胡的用量较前例明显少。可知方证同，用药当因具体症不同而异。又本患者为本院职工，周围人士常开玩笑说："您早晚得开一刀！"其意是还要复发，必手术治疗，可是迄今未见复发。

保守治疗已无功　中医亦须方对证

例3 齐某，男，19岁，病案号14296。

初诊日期1965年6月25日：右下腹痛4个月。4月前出现右下腹痛，在某医院诊断为"亚急性阑尾炎"，用保守治疗法治疗一个月，症状缓解，不久又感头痛、头晕、口干欲饮、少腹疼痞，到我院门诊中医治疗，但服药两月而不愈，经人介绍由胡老诊治。问其症：右下腹痛；看其舌，苔白根腻；诊其脉，弦滑；按其腹，阑尾处拒按。知其为瘀血挟脓在少腹，治以祛瘀排脓，与大黄牡丹皮汤合芍药甘草汤加生薏仁：

牡丹皮五钱，桃仁四钱，冬瓜子三钱，生薏苡仁八钱，白芍四钱，炙甘草二钱，大黄二钱，芒硝二钱。

结果：服药二剂后，自感一切良好，但感阑尾部位按之仍痛，继服三剂而安。

按：此例病程较长，而临床无合病、并病之证，而呈单独大黄牡丹皮汤方证，因而用该方主之。但因病久津血虚，故合用芍药甘草汤生津和血解挛急痛；又因病久湿滞脓固，故加生薏仁利湿排脓。本例治验又一次说明，治病不在药多、药贵，而在方药对证。

论治何必急慢分　一方功用内外同

例4　崔某，男，38岁，31846。

初诊日期1967年2月16日：右小腹痛10余日，1965年秋出现右小腹痛，诊断为急性阑尾炎，注射青霉素及链霉素一周缓解。去年冬又发作右腹痛，注射青、链霉素两周缓解。本次因喝凉茶又引发右腹痛，仍注射青、链霉素两周而不见好转，医生劝其手术，因不愿开刀而找中医诊治。近症：右小腹痛，时轻时重，时为绞痛，时为刺痛，四肢发凉，时头晕、心悸，口干不思饮，大便如常，按其腹无肌紧张，但麦氏点压痛明显，舌苔白，舌质暗，脉沉细弦数。与薏苡附子败酱散合当归芍药散：

薏苡仁八钱，川附子二钱，败酱草六钱，当归三钱，白芍六钱，白术三钱，泽泻四钱，川芎二钱。

结果：上药服三剂，腹痛已，麦氏点按之微痛，再继服三剂巩固疗效。经追访三年未见复发。

按：此与例3同是慢性阑尾炎，但前者用大黄牡丹皮汤，而此患者用薏苡附子败酱散合当归芍药散，是因临床证候的虚实不同。即是说，中医治病，不是根据阑尾炎是急性还是慢性，而主要根据证的虚实寒热。中医治疗炎症，并不是见炎即用清热解毒，而是据证"热者寒之，寒者热之。"尤其是对慢性炎症，用温补的机会就更多，如本例用附子、当归、白术等，以温阳化湿消除炎症。这里的薏苡附子败酱散，是治疗瘀血痈脓而呈现寒热错杂证者。方中的薏苡仁味甘微寒，利湿排脓、解痹、解痉；败酱散祛瘀排脓；附子用量小，主振郁滞之气而利痈脓的排出。合用当归芍药散，以温中化湿养血祛瘀，共起祛瘀排脓作用。又胡老根据薏苡附子败酱散的适应证有"其身甲错"，常用其治疗皮炎、痂癞等皮肤病，用之多验。也就是说，本方可用于在肠胃之里的痈脓，也可用于在皮肤之外的痈脓，胡老认为，中医辨证之表、里、半表半里，不是指病灶所在，而是指疾病所反映证的所在。一方治多病，能治内科病、外科病，其有效的基础和根据，仍不离辨证、辨方证。

下利论治

下利证候分阴阳　泄泻痢疾本一体

下利之称，始见于《伤寒杂病论》，是该书讨论最多的症状之一。张仲景对下利很重视，有专篇论述，如《金匮要略·呕吐哕下利病》论及条文最多，介绍方证也很多。所介绍的方证，不但包括腹泻，后世多称泄泻，还包括后世称的痢疾。后世把《伤寒杂病论》分为《伤寒论》和《金匮要略》后，在《伤寒论》中有很多条文论述下利，太阴病的提纲则是"腹满而吐，食不下，自利益甚"、"自利不渴者"。下利症状，对于辨证、预后是重要的依据。"死在太阴"，这是胡老一生研究《伤寒论》所得出的结论性认识，主要依据是各种不治之症，临终前多出现太阴病之下利。后世的医书多称"汉唐时代称为下利，宋代以后统称泄泻"。实际宋代一些医书仍称下利，如宋代的朱肱在《南阳活人书•问下利者》提出："伤寒下利多种，须辨识阴阳"，发挥了张仲景对下利的辨证要点，并系统地论述了三阴三阳的下利治疗方药及治疗宜忌，对指导后世临床颇有裨益。这里要重点指出的是，朱肱所提出的"须辨阴阳"，这是论治下利的总纲。熟读《伤寒论》不难发现，下利属于里证，而里证分阴阳，则阳证为阳明里证，阴证则为太阴里证。阳明下利多湿热实，治用葛根黄芩黄连汤、白头翁汤、大承气汤、大黄黄连泻心汤等；太阴下利多饮寒虚，治用理中汤、吴茱萸汤等；若与太阳、少阳、少阴、厥阴合病，则用葛根汤、半夏泻心汤、真武汤、乌梅丸等治疗。这些证治论述精详、方药众多、疗效确切，论述的是下利，涵盖了泄泻、痢疾。实践证明，掌握了张仲景论治下利的经验，就自然会治疗泄泻、痢疾。因而，张仲景对下利的论治不得不学。

下利阳明证多凶　治疗得当症无踪

例1 （胃肠型感冒）邬某，女，36岁，病案号211158。

初诊日期1967年7月6日：感冒咳嗽、下利已20天，经注射青、链霉素，服西药未见效果。近症：咳嗽气短、恶风寒、口干、不欲饮、不欲食，大便溏稀日3～4行，舌苔白，脉细弦数。与葛根汤加生石膏：

葛根三钱，桂枝三钱，白芍三钱，炙甘草二钱，大枣四枚，麻黄二钱，生姜三钱，生石膏一两半。

结果：上药服二剂，诸症即解。

按：此是太阳阳明合病之下利，胡老常用葛根汤加生石膏治之。"腹泻下利还能用生石膏？"常有质疑者。《伤寒论》第4条："伤寒一日，太阳受之，脉若静者，为不传；颇欲吐、若躁烦、脉数急者，为传也。"此患者有咳嗽、恶风寒、口干、脉数，提示太阳传阳明，下利主因阳明热，故用葛根汤加生石膏解表清阳明热，则表解下利除。不熟悉经方者，多用藿香正气汤加减，但临床对比使用，深感不如前者快捷，因此，特把本例列此以供研讨。

例2 （急性胃肠炎）刘某，女，50岁。

初诊日期1965年9月12日：昨日吃了一碗葡萄，今日上午感无力、口渴、下肢酸软，喝了三杯热茶后，即觉身热、头昏、恶寒，下午皮肤热如燔炭灼手，体温40.1℃，不思饮食，有温温欲吐之感，并感心烦，舌苔白厚而少津，脉数急。与葛根加半夏石膏汤：

葛根四钱，麻黄三钱，炙甘草二钱，白芍三钱，桂枝二钱，生姜三钱，半夏四钱，大枣三枚，生石膏二两。

二诊9月13日：傍晚服药后，即呈昏睡状态，并发生呕吐，吐出大量清水，夜半出现腹泻，为大量水样便，色红，便后入睡，身热减轻，体温37.4℃，意识亦渐清。仍有腹泻，但量已少，仍有欲吐之情，与白头翁汤合黄芩加半夏生姜汤：

白头翁二钱，黄芩三钱，黄柏三钱，黄连三钱，秦皮三钱，白芍三钱，甘草二钱，大枣三枚，半夏四钱，生姜三钱。

三诊9月14日：昨日下午，诸症大减，呈脉静身凉之象，体温36℃，仍无力、不思饮食。今日，身微汗出，已进食。嘱饮食调理，不日而痊。

按：本例是急性下利，为急性胃肠炎可能性大，原病历记载有"水样便，色红"，不能完全排除痢疾。但不论是痢疾还是肠炎，仲景时代，是根据症状特点用药的，这就是病之初为太阳阳明合病，《伤寒论》第33条："太阳与阳明合病，不下利，但呕者，葛根加半夏汤主之。"故与葛根加半夏汤。又因心烦，故加生石膏。第二天出现吐利，呈太少合病，据《伤寒论》第371条："热利下重者，白头翁汤主之。"及第172条："太阳与少阳合病，自下利者，与黄芩汤；若呕者，黄芩加半夏生姜汤主之。"故与白头翁汤合黄芩加半夏生姜汤。因方药对证，故药到病除。中医能治急性病久矣！

例3 （急性肠炎）彭某，女，30岁，病案号31221。

初诊日期1965年8月26日：前天中午吃葡萄，晚上又受凉，今早感无力、腿酸、口渴，喝了四杯热茶即觉身热恶寒，下午心烦、汗出、腹痛、腹泻三次，而来门诊，舌苔白腻，脉滑数寸浮。与葛根芩连汤：

葛根八钱，黄芩三钱，黄连二钱，炙甘草二钱。

结果：上药服一剂后，腹痛腹泻减，三剂后证已。

按：本例与例2病因病程大致相同，都有阳明里热，但前例太阳表证明显，故先用葛根加半夏生石膏汤治疗，待表解后，继用白头翁汤合黄芩汤清阳明里热；本例邪热内陷，表虽未全解，但太阳表证已不明显而呈阳明里热证，故用葛根芩连汤清阳明热。同是急性下利，证不同，用药不同，这是中医治下利的特点。

例4 （噤口痢）佟某，男，40岁，住黄化门17号。

初诊日期1943年7月15日：平素甚健，又白又胖，入夏染疫，高烧，腹痛，下利后重，便意频频，恶心，呕吐乃至水浆不入，以至大便日行30余次，所下血水，色黑灰暗，其味恶臭，最后所下仅为点滴血浆样血水，坐厕不起，曾去市大医院治疗无效，中医诸医束手，延胡老诊治。赴其家诊时，面色苍白而灰暗，舌苔白根腻少津，脉细数，病情如上述。危重已极，此时病已无表证，证属少阳阳明并病，汗、下均非所宜，唯有和解一法，与小柴胡汤加生石膏：

柴胡八钱，黄芩三钱，党参三钱，半夏四钱，生姜三钱，大枣四枚，炙甘草二钱，生石膏三两。

另西瓜一个，嘱其频频吃。

结果：开始吃西瓜与喝水一样，吃了即吐，嘱吐了继续吃。翌日即见效，二日后吐止，气力增，渐可坐起。家人苦其不能进食，胡老嘱其近两天万不可进食。至第七天，腹泻明显好转，一日2～3行，病人诉胃有凉感，知内热已去，与小柴胡汤去党参，加西洋参三钱。第八天即能吃，细心调养，半月痊愈。

按：此案是按照中医理论治疗的噤口痢。西医谓痢疾是细菌感染，用杀菌药而无效。中医不从杀菌入手，而从当时的证候、方证入手，方药对证，而救危为安。

这里想到了汤本求真先生写的《皇汉医学》序：日本明治维新，发展西医，废除汉医。汤本学西医可谓优秀，怎料到自己的亲生女患下利，西药全用尽，却毫无疗效，眼睁睁看着自己的女儿死去，心中无限悲伤，精神将至崩溃。恰友人拿了一本中医书让他看，书名为《医界铁锥》，他一见此书立刻被中国文化和中国医学所吸引，心中不再空虚，日夜研读，并应用于临床，得心应手，并把临床体会汇集成册，这便是有名的《皇汉医学》。这里一并感叹：如果汤本早学仲景之学，其女不至于死？本例如无仲景之学也能生乎？历史的教训无比深刻，但一些自认为高明、科学化的人，却往往犯明治维新同样的错误，例如其后有贺诚之流提出废止中医案；今也有持怀疑者："小柴胡汤加生石膏能治噤口痢！那味药能杀痢疾杆菌？用于百分之几的人群有效？"按照西医的理论、方法验证无效，便得出结论："治疗痢疾无效"，"这一例是瞎猫碰到了死耗子"。这里的主要原因，中医和西医是两个不同的理论体系，治疗用药是不同的思路。西医是杀菌，中医是辨证扶正抗邪。小柴胡汤加生石膏是应用于少阳阳明合病方证，可用于感冒、肺炎、肝炎、脑炎等各种疾病出现该方证时，用之皆效，但是不论是那种病，没有出现该方证时用之也是无效的。该方如用于前三例，因方不对证也绝无疗效，唯有像本例表现为少阳阳明合病用之才有效，这就是辨证论治精神。"越是民族的，它越是国际的"，中医能自立于世界之林，因为中医是中国有特色的生命科学。

例5 （妊娠痢疾）张某，女，31岁，病案号493431。

初诊日期 1965 年 3 月 10 日：自前日开始腹痛、腹泻，大便有红白黏液，白天二三次，晚上七次，里急后重明显，恶心，纳差，畏冷，溲黄，服西药无效。既往有血吸虫病史，今怀孕已 7 月。舌苔薄白，舌质稍红，脉沉细滑数。证属湿热滞下，伤及血分，治以清热凉血，兼以祛湿导滞，与白头翁加甘草阿胶汤：

白头翁三钱，黄连二钱，黄柏一钱，秦皮一钱，甘草三钱，阿胶三钱。

二诊 3 月 12 日：上药服一剂，昨日泄二次，无红黏液便。今晨泄二次，第二次稍带黏液。前方加茯苓三钱。

三诊 3 月 13 日：上药服一剂后，腹已不痛，昨夜便行二次，质溏，溲黄，纳可。上方加焦白术三钱，二剂消息之。

按：此也是阳明病下利，不过本例是孕妇得之，难免忧虑胎儿，而胡老已有成熟的经验，这就是：痢疾里急后重，下利赤白，用白头翁汤主之。如产后、孕妇、或虚乏少气者，宜加阿胶、甘草补虚。

上热下寒下利多　辛开苦降泻心汤

例 6　（慢性胃肠炎）张某，男，29 岁，病案号 168767。

初诊日期 1965 年 10 月 12 日：腹泻、胃脘胀四个月。原有右胁痛已四五年，经检查谓慢性肝炎，因症状不重，故未重视治疗。近四个月来右胁背痛明显，且见胃脘疼痛、腹胀、头晕、恶心、大便溏稀日四五行，经查肝功正常，服中药治疗腹泻、胃脘疼等不见好转，并见吐酸、烧心、午后身热、口干、心跳，厌油腻，舌苔白，脉沉细。与半夏泻心汤：

半夏四钱，党参三钱，黄芩三钱，黄柏三钱，干姜三钱，大枣四枚，炙甘草二钱。

结果：上药服六剂，腹泻、腹痛、吐酸、身热已，烧心、口干、恶心、心跳、头晕、右胁痛减，纳增，上方加吴茱萸二钱，茯苓三钱继服，经服月余诸症已，右胁痛亦轻微。

按：此例为上热下寒的厥阴证，用半夏泻心汤辛开苦降，使中健饮去热除，故下利止，诸症也随之好转。

例7 （慢性痢疾）任某，女，16岁，病案号185192。

初诊日期1965年12月30日：于1958年患痢疾，久治无效。现大便仍下脓状物，剧则日五六行，时腹痛、肠鸣、口干、心下痞，舌苔白根腻，脉弦细。与半夏泻心汤加芍药：

半夏四钱，黄芩三钱，黄连三钱，党参三钱，干姜三钱，大枣四枚，炙甘草三钱，白芍三钱。

结果：上药服六剂，腹痛、心下痞皆减，便中脓状物不见，大便溏稀日2～3行，原方再服七剂而诸症已。

按：此下利为厥阴病证，其因胃气不振而致饮留邪聚，呈上热下寒之证。故以党参补中健胃，和之以大枣、甘草，并以半夏降逆和胃，以干姜温下寒驱饮、以黄芩，黄连清上热解痞止利，因腹痛明显，故加芍药缓急止痛。由本例治验可看出，半夏泻心汤可用于急性、慢性下利，也就是说，无论急性还是慢性下利，只要见本方证即可用之。

例8 （慢性肠炎）刘某，男，38岁，病案号178894。

初诊日期1965年11月1日：腹泻四十余日，日行6～7次，泻前腹痛、肠鸣，常胃脘痞满，饮水则心下悸，时口苦、咽干、头昏、耳鸣，舌苔白，脉沉细。与生姜泻心汤：

生姜四钱，半夏四钱，党参三钱，黄芩三钱，黄柏三钱，干姜一钱，大枣四枚，炙甘草二钱。

二诊11月4日：上药服三剂，腹泻已，上方隔日服一剂调理。

按：本例因肠鸣、心下悸，为寒饮证重，故用生姜泻心汤治之。方中黄柏是代黄连，因当时黄连无货不得已代用，以下同。

例9 （急性肠炎）荣某，女，70岁，病案号93184。

初诊日期1963年10月27日：自昨日起腹泻，日三四行，腹痛已两周，口咽干，肠鸣甚，胃脘痞满，项强，头胀微痛，两眼干涩，舌苔白而少津，脉细数。与甘草泻心汤：

炙甘草四钱，半夏四钱，黄芩三钱，黄柏三钱，党参三钱，干姜三钱，大枣四枚。

结果：上药服三剂，腹泻止。项背痛、及腹痛未已，与柴胡桂枝干姜汤合当归芍药散消息之。

按：此与前两例皆为上热下寒的厥阴证，但本例胃气更虚，因用甘草泻心汤治之。

虚寒下利属太阴　寒热错杂见厥阴

例 10　（肠功能紊乱）李某，男，58 岁，病案号 155413。

初诊日期 1965 年 4 月 6 日：受凉后腹泻已三月不愈，每日大便 3～4 行，大便有完谷不化，胃腹胀满，食后益甚，时有嗳气头晕，舌苔白润，脉细缓。证属里虚寒饮，升降失和，治以温中益气，和胃化饮。与理中汤加陈皮、扁豆：

党参三钱，炮姜二钱，炙甘草二钱，苍术三钱，陈皮五钱，炒扁豆三钱。

结果：上药服六剂，腹泻基本已止，腹胀亦明显减轻，继服六剂而证已。

按：本例为典型的里虚寒饮下利，也即太阴病下利，为理中汤方证，故与之即愈。

例 11　（慢性结肠炎）古某，男，54 岁，病案号 182864。

初诊日期 1965 年 12 月 7 日：腹泻六年。1959 年患急性结肠炎，经治疗未能痊愈，腹泻时轻时重。今年 4 月在积水潭医院查出有早期肝硬化。近症：大便溏稀而不畅，时常便出一点点，时有便后失禁不守之象，常右胁隐痛，左侧卧位时明显，而肝功能正常。胃脘疼，乏力，口干，纳差，舌苔白，脉细弦稍数。证属太阴厥阴合病，为吴茱萸汤合生姜泻心汤方证：

吴茱萸三钱，生姜五钱，党参三钱，黄芩三钱，马尾连四钱，干姜三钱，大枣四枚，炙甘草二钱。

结果：上药服三剂，胃脘疼减，纳差好转，大便较畅，次数减少，大便量较多，但仍有大便不净感，上方去干姜，加炮姜二钱，黄柏二钱。继服六剂，大便明显好转，日2～3行，右胁隐痛亦好转，上方去马尾连续服六剂，下利症状已，右胁隐痛轻微。

按：本例中寒饮盛因致下利，正邪相争，上热下寒，以现太阴厥阴合病证，故以吴茱萸汤合生姜泻心汤治之，温中化饮，佐清上热，使邪却而正安。

例12 （慢性肝炎）孙某，男，38岁，病案号134809。

初诊日期1968年4月6日：1961年因腹泻诊断为无黄疸型肝炎，经治疗肝功能正常，但腹胀、胁痛、腹泻不已。于1964年8月来我院先找西医治疗无效，后找中医治疗，治疗三月，胁痛及胃脘疼好转，而腹泻不见好转，每日大便2～3次，有时5～6次，腹胀明显，饭后尤甚，肠鸣、矢气多，口苦，食欲差，自感腹中有凉气、腰腿冒凉气、四肢冷，平时怕冷，晚上常冻醒，舌苔白，脉沉细，查体:肝大一指，质中硬，压痛轻微，心下有振水声。此为里虚寒饮，为太阴下利，与附子粳米汤合人参汤：

炮附子二钱，半夏三钱，生姜三钱，大枣四枚，炙甘草二钱，粳米五钱，党参三钱，苍术三钱。

结果：上药服三剂，自感有效，又连续服九剂，腹泻止，诸症痊愈。

按：此与例10同是里虚寒饮太阴下利，但本例因虚寒更甚，因加炮附子以温阳。又因肠鸣、心下停饮明显，故易干姜为生姜温中化饮。此例虽病久、病重，却因方药对证，很快治愈。方证之学，必予重视。这里要说明的是，附子与半夏同用本是良好配剂，临床应用多收良效，汉代张仲景等书有记载，但不知何时出"十八反"在中药店中流传为禁忌配伍，毫无道理，有不少人专题研究，发表论文，多有共识，但权威机构尚无明确表态，甚是遗憾。

例 13 （过敏性结肠炎）索某，男，57 岁，某军参谋长。

初诊日期 1965 年 7 月 16 日：腹泻、腹痛 3 年，三年前患肺炎，经住院治疗，肺炎愈，但遗长期腹痛、腹泻，西医诊断为过敏性结肠炎，用各种药皆无效。曾找数名中医治疗，但经年无效，其方多为香砂六君子、参苓白术散、补中益气汤等加减。近症：腹痛、腹泻，日 2～3 行，每吃油腻则加重，常胃脘疼、痞满、肠鸣、头痛，口苦、咽干思饮，四肢逆冷，舌苔白腻，脉沉弦细，左寸浮，体质肥胖。此寒热错杂证，为厥阴太阴合病，与乌梅丸，给予汤剂：

乌梅五钱，细辛二钱，干姜二钱，黄连二钱，黄柏二钱，当归二钱，制附片三钱，川椒三钱，桂枝三钱，党参三钱。

结果：上药服六剂，口苦减，四肢觉温，大便日 1～2 行，上方继服 14 剂，胃脘痛已，大便日一行。

按：此亦里虚寒饮下利，因寒饮久滞，正邪相争，饮郁久化热，出现寒热错杂之证，因呈半表半里虚寒证与太阴病合病，即为厥阴太阴合病，为乌梅丸方证，故与之愈。

例 14 （肠功能紊乱）罗某，男，32 岁，病案号 99211。

初诊日期 1963 年 10 月 16 日：一年多来腹泻，多数医生诊为"神经官能症"。在本院已服中药三个多月，多为黄芪建中汤、甘草泻心汤、参苓白术散等加减，皆未见明显疗效。近症：腹痛、腹泻，每早晨起床即腹泻，每天腹泻 4～5 次，伴肠鸣、腰酸腿软，身畏寒，无力，阳痿，时失眠、头晕，咽干而疼，而口不渴，小便清长，舌苔白腻，脉沉细。此证属少阳太阴合病，与四逆散加苓术附生姜：

柴胡四钱，枳实四钱，白芍四钱，炙甘草二钱，川附子三钱，茯苓三钱，苍术三钱，生姜三钱。

结果：上方服八剂，腹痛止，大便日一行，头晕好转，可以看报，眠好、精神好，唯饮食欠佳，胃脘胀闷，仍腰酸，上方加陈皮五钱，服六剂，症已。

按：本例辨证较为复杂，必仔细审证方能明晰。该患者常有咽干而疼，每说出后，医生就给凉药，服后腹痛腹泻加重，所以后来看病时，不敢说有咽干而疼。实际这是少阳郁热的表现。《伤寒论》第318条："少阴病，四逆，其人或咳、或悸、或小便不利、或腹中痛、或泄利下重者，四逆散主之。"此条冠之以少阴病，实质是原本是少阴病；今传入半表半里而转属少阳病，由于热壅气郁，血行受阻，因致脉沉细、四逆，形似少阴病的外观，实为少阳病。又本例有下利、口不渴，更明确为太阴下利。故整个病证为少阳太阴合病，因此以四逆散和解少阳，而加苓术附温中祛寒除饮，因肠鸣明显，故又加生姜温散寒饮。由本例曾用甘草泻心汤治疗不效可体会到：半表半里有阴证和阳证之分，下利辨证首先要清六经，进一步还必须辨清方证，才能做到药到病除。

胡老用经方治疗急慢性下利皆有丰富经验，即使对霍乱也治愈不少，曾讲过用伏龙肝、白矾治疗有卓效。给服白矾水其觉甜，可徐徐饮之，待觉涩则止后服，可止泄、防止脱水。经验宝贵，惜未见治验病例，仅此简述。

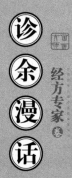

诊余漫话

经方专家卷

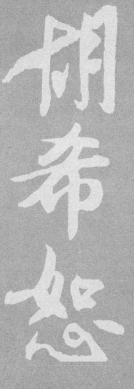

辨证施治概要

辨证施治，又称辨证论治，为中医以方药治病的传统方法，它是我们历代祖辈于长期的疾病斗争实践中，总结出来的一大奇绩。所谓《伊尹汤液经》即集此总结的最早典籍。不过这也和《神农本草经》《黄帝内经》一样，本是广大人民的劳动果实，均一一记在帝王宰相们的功德账上。《伊尹汤液经》见于《汉书·艺文志》，晋·皇甫谧于所著《针灸甲乙经》的序言中，谓"仲景论广汤液为数十卷，用之多验"。可见仲景著作基本是取材于《伊尹汤液经》。谓论广者，当不外以其个人的学识经验，或间有博采发挥之处，后人以用之多验，《伊尹汤液经》又已失传，遂多以为张氏独出心裁的创作，因有方剂之祖、医中之圣等无稽过誉之推崇。试问在科学还不发达的古代，只于变化多端的症状反映上，探求疾病发展规律，并于此规律的基础上，制订出多种多样具体的证治验方，若不是在长久的年代里，和众多的病体上，历千万次的反复观察、反复实践、反复总结，又如何可能完成这样百试百验的结论？故无论是伊尹还是张仲景，都不会有这样奇迹的发明，而只能是广大劳动群众在不断与疾病斗争实践中，逐渐积累起来的丰硕成果。它有很长的历史发展过程，而绝不是亦不可能是某一个时代，更不要说某一个人，便能把它创造出来。《伊尹汤液经》的出世，即标志了辨证论治方法的长成，但《伊尹汤液经》亦不会出于遥远的商代，更与伊尹拉不上关系。至于张仲景，亦不外是《伊尹汤液经》的杰出传人，《伊尹汤液经》已不可得，赖有仲景书则久经实践考验的证治结论，幸而流传下来，对于辨证论治的研讨，因有了唯一可靠的蓝本。

辨证施治既是来自于实践，肯定它是客观存在的自然规律。以是过去用之有验，现在用之也验，将来用之必然还验，这是不争的事实。不过时至今日，这种辨证施治的方式方法，仍然沉睡在仲景的著作中，还没有人如实的把它揭示出来。唯其如此，也就不可能更进一步探究其精神实质了，本篇是对此作个探讨的尝试。

一、论六经与八纲

《伤寒论》以六经分篇，后世注家因有六经之辨只限于伤寒的说法。其实六经即来自于八纲，乃万病的总纲，为便于说明，以下先从八纲谈起。

八纲

是指表、里、阴、阳、寒、热、虚、实而言。其实表、里之中还应有半表半里，按数来论，本来是九纲，由于言表、里，即括有半表半里在内的意思，故习惯常简称之为八纲，今依次说明于下：

表、里和半表半里：表指体表，即由皮肤、肌肉、筋骨等所组成的机体外在躯壳，则谓为表。若病邪集中反应于此体部时，即称之为表证；里：指人体的极里即由食道、小肠、大肠等所组成的消化管道，则谓为里。若病邪集中反应于此体部时，即称之为里证；半表半里：指表之内、里之外，即胸腹两大腔间，为诸脏器所在之地，则谓为半表半里。若病邪集中反应于此体部时，即称之为半表半里证。总之，表、里、半表半里三者，为固定的病位反应，即是说，不论什么病，就其病位的反应来说，或为表，或为里，或为半表半里，虽亦有时其中二者或三者同时出现，但绝不出三者之外。

这里必须指出：这里所说的病位，是指病邪反应的病位，不要误认为是病变所在的病位。就是说，即使病变在里，但病邪集中反应于表位，也称之为表证，或称之为邪在表或病在表。反之，虽病变、病灶在表，但病邪集中反应于里位，即称之为里证，亦或称之为邪在里或病在里。余则同此，不再赘述。

阴和阳：阴即阴性，阳即阳性的意思。人若患了病，未有不影响机体机能的改变，尤其首先是代谢机能的改变。而其改变，不是较正常为太过，便是较正常为不及。如其太过，则患病的机体亦必相应要有亢进的、发扬的、兴奋的等这类太过的病征反映出来，即称之为阳证。如其不及，则患病的机体亦必相应要有衰退的、消沉的、抑制的等这类不及的病征反映出来，即称之为阴证。故疾病虽极复杂多变，但概言其为证，不为阴，便为阳。

寒和热：从症状的性状分类则有寒热之分，寒即寒性，热即热性的意思。若患病的机体反应为寒性的证候者，即称之为寒证；反之，若患病的机体反应为热性的证候者，即称之为热证。基于以上阴阳的说明，则寒为不及，当亦阴之属，故寒者亦必阴；热为太过，当亦阳之属，故热者亦必阳。不过这里要特别指出，寒热是一具有特性的阴阳，故若泛言阴，则不一定必寒；若泛言阳，则不一定必热。故病有不寒不热者，但绝无不阴不阳者。

141

虚和实：虚指人虚、正气虚，实指病实、邪气实。病还未解而人的精力、正气已有所不支，机体的反应显示出一派虚衰的形象者，即称之为虚证。病势在进而人的精力、正气并亦不虚，机体的反应显示出一派充实的病症者，即称之为实证。基于以上的说明，则虚实当亦和寒热一样，同是一种具有特性的阴阳。不过寒热有常，而虚实无常。寒热有常者，即如上述，寒者必阴，热者必阳，在任何情况下永无变异之谓。但虚实则不然，当其与寒热交错互见时，则即反其阴阳，故谓为无常。即如虚而寒者，当然为阴，但虚而热者，反而为阳；实而热者，当然为阳，但实而寒者，反而为阴。以是则所谓阳证，可有或热、或实、或亦热亦实、或不热不实、或热而虚者；则所谓阴证，可有或寒、或虚、或亦寒亦虚、或不寒不虚、或寒而实者。阴、阳、虚、实、寒、热关系可由表1明之：

表1　阴阳虚实寒热关系表

阳　证					阴　证					
名　称	阳	寒	热	虚	实	名　称	阴	寒	热	虚	实
阳　证	☆					阴　证	★				
阳　热　证	☆		☆			阴　寒　证	★	★			
阳　实　证	☆				☆	阴　虚　证	★			★	
阳实热证	☆		☆		☆	阴虚寒证	★	★		★	
阳虚热证	☆		☆	☆		阴实寒证	★	★			★

六经

是指太阳、阳明、少阳的三阳，和少阴、太阴、厥阴的三阴而言。《伤寒论》虽称之为病，其实即是证，而且是来自于八纲。兹先就其相互关系述之于下。

基于以上八纲的说明，则所谓表、里、半表半里三者，均属病位的反应。则所谓阴、阳、寒、热、虚、实六者，均属病情的反应。临床实践说明，病情必反映于病位，而病位亦必因有病情的反映而反应，故无病情则亦无病位，无病位则亦无病情。以是则所谓表、里、半表半里等证，同时都必伴有或阴、或阳、或寒、或热、或虚、或实的为证反应。同理，则所谓阴、阳、寒、热、虚、实等证，同时亦都必伴有或表、或里、或半表半里的为证反应。由于寒、热、虚、实从属于阴阳（见表1），故无论表、里、或半表半里的病位上，均当有阴阳两类不同为证反应，这样三而二之为六，即病见之于证的六种基本类型，亦即所谓六经者是也。其相互关系如表2所示。

表2　六经与八纲

六　经	八　纲	
	病　位	病　情
太阳病	表	阳
阳明病	里	阳
少阳病	半表半里	阳
太阴病	里	阴
少阴病	表	阴
厥阴病	半表半里	阴

由上表可看出，六经的实质即是表、里、半表半里、三阳、三阴的六类证型。可能古人未明其来源真相，或以为与经络有关，因冠之以经络名称，遂称之为六经。然此确实是错了，反复分析仲景全书，贯穿着八纲辨证精神，对此当已有所认识，但仍沿用六经以名篇，又未免美中不足。六经辨证实即八纲辨证，六经名称本来可废，不过本文是通过仲景书的阐明，为便于读者对照研究，因并存之。如以上所述，病之见于证，必有病位，复有病情，故八纲只具抽象，而六经乃有定型，因此《伤寒论》于各篇均有概括的提纲，今照录原文，并略加注语如下。

第 1 条（《伤寒论》赵开美本序号，以下同）："太阳之为病，脉浮，头项强痛而恶寒。"

注解：太阳病，即表阳证，它是以脉浮、头项强痛而恶寒等一系列的证候为特征的，即是说，无论什么病，若见有以上一系列的证候者，即可确断为太阳病，便不会错误。

按：这里应当注意到，太阳病的提纲是引临床证候为据，不是以经络走向、分布为据，更与肺主之表无关系。

第 180 条："阳明之为病，胃家实是也。"

注解：阳明病，即里阳证。胃家实，指病邪充实于胃肠之里，按之硬满而有抵抗和压痛的意思。胃家实为阳明病的特征，故凡病胃家实者，即可确断为阳明病。

按：阳明病也是以证候为提纲，不是以经络为提纲。更突出的是，提纲强调胃家实，而脏腑经络的阳明病要包括胃家虚、胃家寒等。

第 263 条："少阳之为病，口苦、咽干、目眩也。"

注解：少阳病，即半表半里的阳证，它是以口苦、咽干、目眩等一系列证候为特征的，凡病见此特征者，即可确断为少阳病。

按：口苦、咽干、目眩，可是肝胆病的部分症状，但作为半表半里阳证，它有广泛的概括意义，咽炎、肺炎、胃肠炎等急慢性病常出现此类证候。

第273条："太阴之为病，腹满而吐，食不下，自利益甚，时腹自痛，若下之，必胸下结硬。"

注解：太阴病，即里阴证。它是以腹满而吐、食不下、自利益甚、时腹自痛等一系列的证候为特征的，凡病见此特征者，即可确断为太阴病。此腹满为虚满，与阳明病的胃家实满有别，若误为实满而下之，则必致胸下结硬之变。

第281条："少阴之为病，脉微细，但欲寐也。"

注解：少阴病，即表阴证。这是对照太阳病说的，意思是说，若太阳病而脉微细，并其人但欲寐者，即可确断为少阴病。

第326条："厥阴之为病，消渴，气上撞心，心中痛热，饥而不欲食，食则吐蛔，下之利不止。"

注解：厥阴病，即半表半里阴证。它是以消渴、气上撞心、心中疼热、饥而不欲食、食则吐蛔等一系列证候为特征的，凡病见此特征者，即可确断为厥阴病。半表半里证不可下，尤其是阴证更不可下，若不慎而误下之，则必致下利不止之祸。

以上注解，只就原文略明其大意，如参照分论各章仔细研读，自可明了。

表里相传和阴阳转变

在疾病发展过程中，病常自表传入于里、或半表半里，或自半表半里传入于里，或自表传入于半表半里而再传入于里。凡此种种，均谓为表里相传。

病本是阳证，而后转变为阴证；或病本是阴证，而后转变为阳证，此即谓阴阳转变。

并病和合病

病当表里相传时，若前证未罢而后证即见，有似前证并于后证而发病，故谓为并病。如太阳、阳明并病，少阳、阳明并病等均属之。若不因病传，于初发病时，二者或三者同时出现，有似合在一起而发病，故谓为合病，如太阳、阳明合病，三阳合病等均属之。

六经八纲辨证的顺序

关于六经八纲，已略述如前，兹再顺便谈一谈有关它们辨证的顺序问题。病之见于证，必有病位，复有病情。故八纲虽为辨证的基础，但辨证宜从六经始，《伤寒论》以六经分篇就是这个道理。六经既辨，则表里别而阴阳判，然后再进行寒热虚实的分析，以明确阴阳的实情（参考表1），至此六经八纲则俱无隐情了。

二、治则简介

此所谓治则，即通过六经八纲辨证的施治准则，今分述如下。

太阳病：由于病在表，宜发汗，不可吐、下，如桂枝汤、麻黄汤、葛根汤等，均属太阳病的发汗法剂。

少阴病：此与太阳病虽均属表证而宜汗解，但发汗必须配伍附子、细辛等温性亢奋药，如桂枝加附子汤、麻黄附子甘草汤、麻黄附子细辛汤等，均属少阴病的发汗法剂。

阳明病：热结于里而胃家实者，宜下之；但热而不实者，宜清热。下剂如承气汤，清热如白虎汤。若胸中实者则宜吐，不可下，吐剂如瓜蒂散。

太阴病：里虚且寒，只宜温补，汗、下、吐均当禁用。如理中汤、四逆汤等，均属太阴病的温补法剂。

少阳病：半表半里证，法宜和解，汗、吐、下均非所宜。如柴胡剂、黄芩汤等，均属少阳病的解热和剂。

厥阴病：此虽亦属半表半里证而宜和解，但须和之以温性强壮药。如当归四逆汤、乌梅丸等均属之。

寒者热之，热者寒之：寒者热之者，谓寒证，治宜温热药以驱其寒；如以干姜、附子、乌头等之配剂，均属温热驱寒药。热者寒之者，谓热证，治宜寒凉药以除其热，如以栀子、黄芩、黄连、石膏等之配剂，均属寒凉除热药。

虚者补之，实者攻之：虚者补之者，谓虚证，宜用强壮药以补益其不足，汗、吐、下等法均当严禁，如炙甘草汤、建中汤、肾气丸等，均属补虚剂。实者攻之者，谓实证宜以汗、吐、下等法彻底攻除其病邪，如麻黄汤、承气汤等，均属攻实剂。

三、论方证

六经和八纲虽然是辨证的基础，并于此基础上即可制定施治的准则，不过若说临床实际的应用，这还是远远不够的。例如太阳病依法当发汗，但发汗的方剂很多，是否任取一种发汗药，即可用之有验呢？我们的答复是：不行！绝对不行。因为中医辨证不只是辨六经和八纲而已，而更重要的是，还要通过它们再辨方药的适应证。太阳病当然须发汗，但发汗必须选用适应整体情况的方药。如更具体地讲，即于太阳病的特征之外，同时还要详审其他一切情况，来选用全面适应的发汗药，这才可能取得预期的疗效。既如太阳病，若同时出现头痛、发热、汗出、恶风者，则宜与桂枝汤；若同时出现头痛、发热、身痛、腰痛、骨节疼痛、恶风、无汗而喘者，则宜与麻黄汤；若同时出现项背强几几、无汗、恶风者，则宜与葛根汤；若同时出现脉浮紧、发热、恶寒、身疼痛、不汗出而烦躁者，则宜与大青龙汤……以上诸方虽均属太阳病的发汗法剂，但各有其不同的适应证，若用得其反，不但无益反更有害。方剂的适应证，即简称之为方证，某方的适应证，即称之为某方证，如桂枝汤证、麻黄汤证、柴胡汤证、白虎汤证、承气汤证等。方证是六经八纲辨证的继续，亦即辨证的尖端，中医治病有无疗效，其主要关键就在于方证是否辨的正确。如众所周知，农村常有以家藏秘方专治某病的医生，虽于辨证施治毫无所知，但于其秘方的应用确心中有数，因而往往有验。又如即使中医辨证的说法分歧，而所以各有一定疗效者，亦是这个道理。不过读者于此必须注意，凡是有验方剂，无论用者知与不知，若分析其主治（即方证），则均属于六经八纲的细目，这是可以断言。至于方证之辨，详于分论各章（或可参见《经方传真》一书），于此不赘。

四、有关辨证施治精神的实质探讨

辨六经，析八纲，再辨方证，以至施行适方的治疗，此即辨证施治一整套的方法体系，有如以上所述。不过这种治病方法的精神实质是什么？还有待进一步探讨。

基于前之六经八纲的说明，可得出这样的结论：即不论什么病，而患病机体的反应，在病位则不出于表、里、半表半里，在病情则不出于阴、阳、寒、热、虚、实，在类型则不出于三阳三阴。验之于临证实践，这都是屡经屡见的事实。以是可知，则所谓六经八纲者，实不外是患病机体一般的规律反映。中医辨证即以它们为纲，中医施治，亦是通过它们而制定施治的准则。故可肯定地说，中医的辨证施治，其主要精神，是于患病机体一般的规律反应的基础上，讲求疾病的通治方法。为了便于读者理解，兹以太阳病为例释之如下。

如前所述，太阳病并不是一种个别的病，而是以脉浮、头项强痛而恶寒等一系列的证候为特征的一般的证。有如感冒、流感、肺炎、伤寒、麻疹等，于初发病时，经常发作这样太阳病之证，中医即依治太阳病的发汗方法治之，则不论原发的是什么病，均可给以彻底治愈。试想，以基本不同的各种病，而竟都发作太阳病这样相同的证，这不是患病机体一般的规律反应是什么？依治太阳病证的同一发汗方法，而能治愈各种基本不同的病，这不是于患病机体一般的规律反应的基础上，而讲求疾病的通治方法，又是什么呢？

再就方证的说明来看，对于六经八纲治则的执行，势必遵循适应整体用药的严格要求，显而易见，则中医的辨证施治还存在有适应整体治疗的另一精神。也就是说，中医辨证施治，虽然是于患病机体一般的规律反应的基础上，讲求疾病的通治方法，但同时必须在适应整体的情况下施行之。若为中医辨证施治下一个简明的定义，那就是：于患病机体一般的规律反应的基础上，而适应整体、讲求疾病的通治方法。众所周知，中医以一方常治多种病，而一种病常须多方治疗，即这种治疗精神的有力证明。

对于辨证施治的精神，虽如上述，但它究竟治疗疾病的实质是什么？这一本质的问题还未明确，因而也就无从知其所以有验的道理。解答这个问题，只有弄清患病机体之何以会有六经八纲这样一般的规律反应才行。基于唯物辩证法"外因是变化的条件，内因是变化的依据，外因通过内因而起作用"这一普遍真理，则患病机体之所以有六经八纲这样一般的规律反应，其主要原因，当亦不是由于疾病的外在刺激，而是由于机体抗御疾病机制的内在作用。众所周知，冬时天寒则多溺，夏时天热则多汗，假如反其道而行之，人于夏时当不胜其热，而于冬时将不胜其寒，此皆机体抗御外来刺激的妙机。若疾病的侵害，则远非天时的寒热所能比，机体自有以抗御之，又何待言！中医谓为正邪交争者，意即指此，屡有不治即愈的病，均不外于正胜邪却的结果。不过往往由于自然良能的有限，机体虽不断斗争，而病终不得解，于是则正邪相拒的情况，亦随时以证的形式反映出来。如所谓表证，即机体欲借发汗的机转，自体表以解除其病的反应。如所谓里证，即机体欲借排便或涌吐的机转，自消化管道以解除其病的反应。如所谓半表半里证，即机体欲借诸脏器的功能协力，自呼吸、大小便、出汗等方面以解除其病的反应。此为基于机体的自然结构，势所必然的对病斗争的有限方式，以是则表、里、半表半里便规定了凡病不逾的病位反应。若机体的机能旺盛，则就有阳性的一类证反应于病位；若机体的机能沉衰，则就有阴性的一类证反应于病位。一句话，疾病刺激于机体，机体即应之以斗争，疾病不除，斗争不已，因是则六经八纲便永续无间地而见于疾病的全过程，成为凡病不逾的一般的规律反应。

古人于此早就有明确的认识，以下介绍有关论说，以供参考。

《素问·评热病论》曰："今邪气交争于骨肉，而得汗出者，是邪却而精胜也。精胜则当能食，而不复热。复热者，邪气也。汗者，精气也。今汗出而辄复热者，是邪胜也；不能食者，精无俾也；病而留者，其寿可立而倾也"。

注解：此段大意是说，今邪气与精气正交争于体表的骨肉间，此原是机体欲借以发汗的机转而解除病邪，故一般说来能得汗出者，大都是病邪却而精气胜。精气来自谷气，化生于胃，如果精气真胜，则其人当能食。邪气使人发热，如果邪气真却，则必不复热。若复热，为邪气还在，汗出，为精气外越。今汗出而还发热，显系邪胜而精亡，而不得谓为邪却而精胜也。若更不能食，则精气断绝而病独留，故不免于死。

《伤寒论》第 97 条："血弱气尽，腠理开，邪气因入，与正气相搏，结于胁下。正邪分争，往来寒热，休作有时，嘿嘿不欲饮食，脏腑相连，其痛必下，邪高痛下，故使呕也，小柴胡汤主之。"

注解：伤寒初作，则邪气与精气交争于骨肉，即太阳病在表的一般病理过程。若精气已不足拒邪于外，则退而卫于内。以是则体表的血弱气尽，腠理遂不密而开，邪乃乘虚入于半表半里，与正气相搏，结于胁下，因而胸胁苦满，这就进入少阳病的病理阶段了。正邪分争，即正邪相拒的意思。正进邪退，病近于表则恶寒；邪进正退，病近于里则恶热，故往来寒热。分争时则寒热作，否则寒热亦暂息，故休作有时。热邪郁集于胸胁，故嘿嘿不欲饮食。胸胁之处，上有心肺，旁及肝脾，下接胃肠，故谓脏腑相连。邪热激动胃肠中的水气，则腹痛。邪高于胸胁之上，而痛在胃肠之下，故使其人欲呕。此宜小柴胡汤主之。

按：以上《内经·素问》一段虽是论述阴阳交的死证，但与表证时，机体欲汗的抗病机制同理，尤其对或精胜或邪胜的阐述，均颇精详。《伤寒论》一段，是说太阳病自表传入半表半里，亦由于机体抗病机制的改变所致。古人对于疾病的体验，达到如此精深境界，正所谓实践出真知也。

六经八纲的来历既明，对照前述的治则，显而易见，则中医的辨证施治，恰是适应机体抗病机制的一种原因疗法，其所以有验自非偶然。为证明所言非虚，再以太阳病证为例释之。如前所述，太阳病是以脉浮、头项强痛而恶寒等一系列症状为特征的，今就这些证候分析如下。

脉浮：这是由于浅在动脉的血液充盈所致。

头项强痛：因为上体部血液充盈的程度为更甚，故在上的头项体部，更感有充胀和凝滞性的疼痛。

恶寒：体表的温度升高，加大了与外界气温的差距，故觉风寒来袭的可憎。

由于以上的证候分析，正足以说明机体已把大量体液和邪热，驱集于上半身广大的体表面，欲汗出而不得汗的一种情况。太阳病的治则是发汗，这不正是适应机体欲汗出的机制，而使达到汗出的原因疗法吗？

由以上可看出，适应机体的抗病机制的治疗，可以说是最理想的一种原因疗法，即号称进步的近代西医，恐亦不免认为是一种理想而已。但中医的辨证施治，其实质不是别的，而恰是这种最理想的治病方法，难道这在治疗学上，不是极可诊视的一大发明吗？

按：以上是胡老在1978年6月28日学术报告的讲稿。此虽是一次学术讲座，它实际是胡老一生研究、教授《伤寒论》的高度概括总结，代表了胡老研究《伤寒论》的主要成果，反映了胡老的主要学术观点。这里仅提出引人注目的几点：

一　提出《伤寒论》的主要渊源，"仲景著作基本是取材于《伊尹汤液经》"。

二　认为《伤寒论》的六经辨证不是脏腑经络辨证，而是八纲辨证。具体讲即病位和病情所涵盖的六类证：也即三阳证，为在表的阳证太阳病、在里的阳证阳明病、在半表半里的阳证少阳病；三阴证，为在表的阴证少阴病、在里的阴证太阴病、在半表半里的阴证厥阴病。

三　首倡方证辨证，方证是六经八纲辨证的继续，亦即辨证的尖端。

四　为辨证施治定义：中医的辨证施治是：于患病机一般的规律反应的基础上，而适应整体的、讲求疾病的通治方法。

五　驳后世注家谓六经之辨只限于伤寒之说，强调《伤寒论》的六经八纲辨证是辨万病的总纲。

诊脉述要

脉诊在我国中医具有悠久历史，反映了祖国医学辨证施治的特点，脉象亦和症状一样，均为患病人体有异于健康的一种反应，而脉象尤其具有敏感性。凡病之阴、阳、表、里、寒、热、虚、实以及生、死、缓、急等，无不应之于脉，故于辨证施治，更有其一定的指导作用，唯其如是，则诊脉的研究，便成为中医必修的课业。惜历来脉书鲜有深究脉象的来自根源，而只就象论象，说玄道妙，令人迷惑，前人早有"论脉愈精，使人指下愈乱"的评议。其实脉象并不难知，只若于其生成源头，心中有数，指下寻按，自会明了。谨就管见，略陈于下。

一、平脉与病脉

无病健康人之脉谓为平脉。平即平正无偏之谓，故不以象名。人若有病，则脉失其平，就其不平者名之以象，即为病脉，我们经常所称的浮、沉、数、迟、大、细等，即皆病脉的象名。

脉象的两大类别：人体有病千变万化，如以阴阳属性来分，则不外阴阳两类，同理，脉象虽极复杂，但概言之，则不外太过和不及两类。太过者，谓较平脉为太过也；不及者，谓较平脉为不及也，如浮、数、滑、大等即属太过的一类脉；沉、迟、细、涩等即属不及的一类脉。

脉象的三个方面：脉有来自脉动方面者，如数、迟是也；脉有来自脉体方面者，如大、细是也；脉有来自血行方面者，如滑、涩是也。脉动、脉体、血行即脉象来自的三个方面，与上述之脉象两大类别，合之则为脉象生成的根源，对于脉象的识别甚关重要，今依次释之如下。

1. 来自脉动方面的脉象

浮和沉：这是来自脉动位置的浅深。若脉动的位置较平脉浅浮于外者，即谓为浮；若脉动的位置，较平脉深沉于内者，即谓为沉。故浮属太过，沉属不及。

数和迟：这是来自脉动次数的多少。若脉动的次数，较平脉多者，即谓为数；若脉动的次数，较平脉少者，即谓为迟。故数属太过，迟属不及。

实和虚：这是来自脉动力量的强弱。若按之脉动较平脉强实有力者，即谓为实；若按之脉动较平脉虚弱无力者，即谓为虚。故实属太过，虚属不及。

结和代：这是来自脉动的间歇。若脉动时止，而止即复来，则谓为结。结者，如绳中间有结，前后仍相连属，间歇极暂之意；若脉动中止，良久而始再动，则谓为代。代者，更代之意，脉动止后，良久始动，有似另来之脉，因以代名。平脉永续无间，故结代均属不及。

动和促：这是来自脉动的不整。动为静之反，若脉动跳实而摇摇者，即谓为动；促为迫或逼之谓，若脉动迫逼于上、于外，即寸脉独浮之象，即谓为促。平脉来去安静，三部匀调，故动促均属太过。

按《脉经》谓促为数中一止，后世论者虽有异议，但仍以促为数极，亦非。仲景书中论促共四条，如曰："伤寒脉促，手足厥逆，可灸之。"此为外邪里寒，故应之促（寸脉浮以应外邪，关以下沉以应里寒），灸之，亦先救里而后救表之意；又曰："太阳病下之后，脉促胸满者，桂枝去芍药汤主之。"太阳病下之后，其气上冲者，可与桂枝汤，今胸满亦气上冲的为候，但由下伤中气，虽气冲胸满，而腹气已虚，故脉应之促，芍药非腹虚所宜，故去之。又曰："太阳病，桂枝证，医反下之，利遂不止，脉促者，表未解也，喘而汗出者，葛根黄芩黄连汤主之。"于此明文提出脉促为表未解，其为寸脉浮又何疑之有！关以下沉，正是下利不止之应。又曰："太阳病下之，其脉促，不结胸者，此为欲解也。"结胸证则寸脉浮关脉沉，即促之象，今误下太阳病，虽脉促，但未结胸，又无别证，亦足表明表邪还不了了而已，故谓为欲解也。由于以上所论，促为寸脉独浮之象甚明。

2．来自脉体方面的脉象

长和短：这是来自脉体的长度。平脉则上至寸而下至尺，若脉上出于寸，而下出于尺者，即谓为长；反之，若脉上不及于寸，而下不及于尺者，即谓为短，故长属太过，短属不及。

大和细：这是来自脉体的宽度。若脉管较平脉粗大者，即谓为大；反之，若脉管较平脉细小者，即谓为细。故大属太过，细属不及。

弦和弱：这是来自脉体直的强度。若脉管上下，较之平脉强直有力者，如琴弦新张，即谓为弦；反之，若脉管上下，较之平脉松弛无力者，如琴弦松弛未张紧，即谓为弱。故弦属太过，弱属不及。

紧和缓：这是来自脉体横的强度。若脉管按之较平脉紧张有力者，即谓为紧；反之，若脉管按之较平脉缓纵无力者，即谓为缓。故紧属太过，缓属不及。

3. 来自血行方面的脉象

滑和涩：这是来自血行的利滞。寻按脉内血行，若较平脉应指滑利者，即谓为滑；反之，若较平脉应指涩滞者，即谓为涩。故滑属太过，涩属不及。

表 1　基本脉

脉象来自方面及其具体内容	平　　　脉	病　脉	
		太过	不及
来自脉动方面者			
脉动位置的浅深	不浮不沉	浮	沉
脉动次数的多少	不数不迟	数	迟
脉动力量的强弱	不实不虚	实	虚
脉动的间歇	不结不代		结、代
脉动的不整	不动不促	动、促	
来自脉动方面者			
脉体的长度	不长不短	长	短
脉体的宽度	不大不细	大	细
脉体直的强度	不弦不弱	弦	弱
脉体横的强度	不紧不缓	紧	缓
来自血行方面者			
血行的利滞	不滑不涩	滑	涩

微甚脉：病脉既为平脉的差象，故不论太过与不及，均当有微或甚程度的不同，

例如：微浮，甚浮；微沉，甚沉；微数，甚数；微迟，甚迟等。习惯亦有为微甚脉另立专名者，如甚数的脉，常称之为急；甚沉的脉，常称之为伏。

兼象脉：通过实践证明，脉现单纯一象者甚少，而常数脉同时互见，如脉浮而数、脉沉而迟、脉浮数而大、脉沉而细等。习惯亦有为兼象脉另立专名者，如洪，即大而实的脉；微，即细而虚的脉；浮大其外，按之虚涩其内者，则名为芤；芤而复

弦者，又名为革。按芤为浮大中空之象，所谓中空，即按之则动微，且不感血行应指也，实不外浮大虚涩的兼象。世有谓浮沉候之均有脉，唯中候之则无脉，亦有谓按之脉管的两侧见，而中间不见者，均属臆说，不可信。再就微甚和兼象脉列表如下。

表2　微甚脉和兼象脉

名　称	微或甚	兼象	太过或不及
急	数之甚		太过
伏	沉之甚		不及
洪		大而实	太过
微		细而虚	不及
芤		浮大虚涩	不及
革		芤而弦	不及

按：芤、革二脉，本外太过而内不及，但就主证言之，故列入不及，此合表1共二十六脉，均见于仲景书，后世还有一些脉名，大都为微甚或兼象之属，兹不赘述。

二、诊脉法

由于病脉为平脉的差象，故平脉当为诊察病脉的准绳，若医者心中没有个不浮不沉的平脉，又何以知或浮或沉的病脉！同理，若医者心中没有不数不迟、不大不细、不滑不涩等的平脉，当亦无从以知或数或迟、或大或细、或滑或涩等的病脉。可见欲求诊脉的正确，则势须先于平脉的各个方面有足够的认识才行。不过此事，并非容易，同是健康无病的人，老壮儿童，脉均有别，男女肥瘦，脉亦互异，况又春夏生发，脉常有余；秋冬收藏，脉恒不足。为了丰富对平脉的标准知识，就必须于多种多样的人体，平时做不断的练习，才能达到心中有数，指下明了的境界，此为学习诊脉，势必要下的首要工夫。

诊脉时，要分就脉动、脉体、血行等各方面的内容逐一细审，尤其初学更宜专心于一，不可二用。例如诊察脉动位置的深浅时，不要旁及次数的多少；诊察脉动次数的多少时，亦不要旁及位置的深线。若这样依次推敲，一一默记，又何脉难知之有？当然熟能生巧，已有多年经验的中医，指下非常敏感，异象所在，伸手可得，但此非一朝一夕之功，任何科技，都从锻炼中来，诊脉亦不例外也。

三、辨脉法

社会有一些群众，对于中医诊脉抱有神秘感，同时又有一些江湖医生利用这一心理蒙骗群众，自吹自擂，说什么仅凭切脉即可断病，"病家不用开口，便知病家病情"，当为内行所笑。但此种恶习给群众造成曲解，以为中医仅凭切脉即可断病。这种恶习应当予以批判，同时对脉诊应有正确的认识。要知中医诊病，是通过问、望、闻、切（脉诊）四诊来辨证的，单凭切脉断病是极端片面的。例如诊得脉浮，浮脉主表、主上，可见于咳喘、呕吐、头痛、皮肤病等，如不结合问、望、闻三诊，无论如何也不会判明病情的，更不能知道肝炎、肾炎、高血压等西医的诊断病名。中医是根据脉象的太过或不及，并结合问、望、闻三诊来分析证的寒热虚实表里阴阳，从而得出正确的辨证。因此，要有正确的辨脉法，这里介绍要掌握辨脉的主要方面。

太过与不及：太过脉主有余，不及脉主不足。太过脉主有余者，谓浮、数、实、大、滑等太过一类脉，则主阳、热、实等有余之证；不及脉主不足者，谓沉、迟、虚、细、涩等不及的一类脉，则主阴、寒、虚等不足之证。不过此为脉应于病的一般常规，在个别的情况下，太过脉亦有主不足者，而不及脉亦有主有余者。唯其如此，论治者必须脉证互参，综合分析，不可偏执一端也。仲景书于每一篇首，均冠有辨脉辨证并治字样，即示人以此意，具体论述，书中条文尤多，学者细玩，自易理解，于此不再多赘。

按：以上是胡老对脉象研究的讲稿原文。从主要内容看，是对《伤寒论》的脉象总结。其特点是以八纲辨证为纲，把常见的脉分为太过与不及,使临证者把所见之脉与所见之证合参,很快得出所辨之证。因该篇是胡老研究《伤寒论》毕生之作之一,是通过《伤寒论》原文的研究和临床经验的总结,有独到之处。因此有很高的实用价值、科学价值,尤其是用该篇为指导,可以解读《伤寒论》中的许多难题,如何谓促脉、结脉、代脉及其成因与主病。历代注家以《脉经》解释,不切临床,牵强附会,使学者如坠万里云雾。读该篇则心中明了,再读有关原文也自然明白。

白通加猪胆汁汤解疑

胡老通过长期的教学与临床实践,晚期提出:白通加猪胆汁汤当是通脉四逆加猪胆汁汤之误。

白通加猪胆汁汤出自《伤寒论》第315条(赵开美本,以下同):"少阴病,下利,脉微者,与白通汤;利不止,厥逆无脉、干呕、烦者,白通加猪胆汁汤主之。服汤,脉暴出者死,微续者生。"对于此条,历来注家多认为是"寒气太甚,内为格拒,阳气逆乱"(《医方集解》),或"称阴寒太盛,阳药不得骤入,以致利不止,厥逆无脉,干呕烦,宜用《素问·至真要大论》中的热因寒用之法"(《伤寒溯源集》)。故以白通加猪胆汁汤主之。胡老初读是书亦信其说,但经过长期体验和多方研究,乃知其非。20世纪80年代初期,在他最后一次讲授《伤寒论》时,讲述了他的见解。其大意整理如下:首先,应明了少阴病的实质。各种疾病(病证)如用八纲分析之,六经病各有阴阳、寒热、虚实、表里之分,也就是说,同一病位都有阴阳两种不同的属性,表病自不例外也有阴阳之分。对此《伤寒论》有着明确的说明,如第7条:"病有发热恶寒者,发于阳也;无热恶寒者,发于阴也。"是说在表的病,有发热而恶寒者,是机体正气相对旺盛,阳实之体出现的表证,为在表的阳证，也即是太阳病；但也有不发热而恶寒者，为气血沉衰之体出现的表证，为在表的阴病，与太阳病相对，当指少阴病。也就是说，少阴病属于阴、虚、寒的表证，故治疗少阴病用助阳、补虚、祛寒的发汗方药，如麻黄附子甘草汤、麻黄附子细辛汤等。然而少阴病在表的时间比较短暂，容易传里，故常出现与太阴病（阴、虚、寒的里证）的合病，而白通汤则是治疗少阴、太阴合病即表里合病的方剂。因此，欲弄清白通加猪胆汁汤的证治，则必须明了白通汤的证治。白通汤究竟属于那一类的治剂，看《伤寒论》原文就可明白。白通汤见于少阴病的第314条："少阴病，下利，白通汤主之。"其原意是，既有少阴病的表证，而同时又有下利者，这也是表里（少阴、太阴）合病之属，宜白通汤主之。从《伤寒论》中第32条："太阳与阳明合病者，必自下利，葛根汤主之"，综合本条来看，下利而有表证，见太阳病者，宜葛根汤；见少阴病者，宜白通汤。此是相对的证，治也用相对的方。再从白通汤的药物配伍分析，葱白为一辛温发汗药，佐以姜、附辛温热药则更能助阳发汗，这种配伍方法与麻黄附子细辛汤、麻黄附子甘草汤等配伍的规律是一致的，虽然主治有所出入，但均属少阴病的发汗一类方剂，这是毋庸置疑的。其次，再分析白通加猪胆汁汤及其条文，即315条，条文的意义已如前述。该方的药物组成，即于白通汤再加入人尿五合、猪胆汁一合。显而易见，在温热药中加入苦寒之药，对于阴性的表里合病而见脉微者，已属回阳不利，因此"少阴病，下利，脉微者与白通汤"后，而出现"利不止，厥逆无脉，干呕，烦者"的现象，此为治不得法，以致阳衰更甚，此时，再用白通汤加入苦寒之药则属一误再误，由此不难看出，本条文显然存在着错简。由于"通脉四逆汤"为"白通汤"之误，因此，一些注家为了附和原文，自然便出现了注解混乱。如认为"白通汤证较通脉四逆汤证略轻，较四逆汤证之脉沉微细、阴寒极盛又多戴阳证，故不用四逆汤而用白通汤，破阴回阳，宣通上下，方用葱白四茎可以达上下格拒之阳，下交于肾。"甚至自相矛盾，难圆其说，一会儿说"阴盛格阳之戴阳证服白通汤而下利不止，这是病重药轻"，一会儿又说"本证是阴寒极盛，阳无所依，而其阳将脱之重证，并非药不对证，乃是阳药被阴寒格拒之故，所以仍用白通汤"（李晶等著《伤寒论方证药研究》1992年版285页）。总之，为了附和原文，或谓"葱白通阳"，或谓"能升下陷的阳气"，但避而不言其发汗作用，因而谓其"温中逐寒的作用较四逆汤、通脉四逆汤等更为有力"，诸如此类，不胜枚举。众所周知，温中逐寒，振兴沉衰须赖姜、附的作用，白通汤姜附的用量还不如四逆汤，更不用说通脉四逆汤了，何况主用发汗的葱白，对阳虚阴寒盛于里者依法势在必禁。试看论中治疗下利清谷、四肢厥冷、脉微欲绝的四逆汤或通脉四逆汤等，而无一方用葱白者，就是这个道理。葱白通阳无可非议，但通阳是谓通津液以发汗，因此，本方命名为"白通汤"的意义就在于此。第314条："少阴病，下利，白通汤主之，"这是下利而同时见少阴病阴寒虚性之表证，即所谓表里合病的一种，用白通汤温中发汗，则表里均治，此与太阳阳明合病而下利者，用葛根汤以发汗是同样的治疗手段。

白通汤的功用既明，兹再进一步探讨本条给服白通汤后的结果，是否方药有所错误？"少阴病，下利"似与上条的见证相同，但条文中的"脉微者"三字，就大不相同了。因为论中原有"少阴病，脉微，不可发汗"（第286条）的明文，白通汤是一发汗剂，"少阴病，下利，白通汤主之"当然脉象不微。所以少阴病，下利而脉微者，则不可与白通汤以汗解之，若误与之，则不但利不止，还会出现厥逆、无脉、干呕、烦的虚脱险证。然而，一些注家只看到姜、附的温中，而忽视了葱白的发汗，并把前后为病看作同一证，因而认为方以对证无所错误，进而解释为"阴寒极盛而服热药反而拒格"云云，这种解释纯属附会条文，毫无理论根据，同时导致后世长期不能正确理解原文，这不能不说是个严重错误，应予以纠正。

基于以上说明，则"与白通汤，利不止，厥逆、无脉、干呕、烦者"，显系误与白通汤导致的坏病，最后更有"服汤，脉暴出者死，微续者生"的说明，这是何等严重的虚脱险证！猪胆汁虽有较强的亢奋作用，但加于具有发汗作用的白通汤中反攻其表，势必益其虚脱，而速其死亡。由此观之，厥逆无脉，只有通脉四逆一法，加猪胆汁亦只能加于通脉四逆汤中，如此才较合理。近代有日本学者土佐宽顺等，用通脉四逆加猪胆汁汤抢救脉微弱、干呕、烦躁休克前期的病人获得成功（日本洋医学会志 32（2）：35，1981），可以说是一个很好的证明。

综上所述，胡老认为：第315条原文，可能是传抄有误，文中的"白通加猪胆汁汤主之"，当是"通脉四逆汤加猪胆汁汤主之"。

《温病条辨》不可与《伤寒论》同日而语

胡老在个人办学年代，为了让学生掌握全面的中医知识，不但讲授《伤寒论》《内经》，而且也讲解了《温病条辨》。但他对《温病条辨》有他自己的见解。

《温病条辨》为清代吴瑭所著，是祖国医学文献中一部比较系统的温病学专著，它的问世，标志着温病学理论的进一步成熟，更为发展和丰富祖国医学做出了贡献。因此，一般学者认为，本书是中医必读书之一，与《内经》《伤寒论》《金匮要略》等四书并称为"四部古典医籍"，并作为必修课程。胡老认为，这是不可的，理由如下：

《温病条辨·原病篇》多断章取义，不能自圆其说。请阅《增补评注温病条辨》一书，自能明了，无须多说，此其一。

其二，目无法纪，请看它上焦篇的第四条："太阴风温、温热、温疫、冬温，初起恶风寒者，桂枝汤主之⋯⋯"，且不论此四种温病能否用桂枝汤，就看他引用的桂枝汤方，桂枝与芍药用量比关系是6：3,显然与仲景桂枝汤的3：3大相径庭，这不是桂枝汤而是桂枝加桂汤，试问桂枝加桂汤能治上述四种温病吗？如此等等，因此，该书违背了中医理法方药规矩准绳，不能作为中医的必修课，但可以作为中医温病学的参考书。为了辅导后学学习温病学，胡老特写了《温病条辨按》一书，该书有油印本，惜笔者未见该书，可能其弟子中有收藏者。

又胡老对《温病条辨》多有批判，但其中所载之方也常适证选用，如桑菊饮，常以该方治疗咳嗽、感冒初起，现阳明病经证,但比麻杏石甘汤证轻者。这里也体现出胡老主张辨方证。

中医发展科研思路

1965 年卫生部指示中医要搞急性病研究，胡老听后非常赞许，说中医本来是擅治急性病，不知道近几年怎么搞的，唯有西医治急性病，慢性病找中医，把慢性病都推给了中医，这种状态早就应该改变。因此，与各位老中医一起，积极出席科研会议，为中医科研献计献策，并提出突出中医辨证论治治疗急性病。但是当事者采用的方法，是固定处方，观察疗效，这是附和西医思维方法的，时尚于国内外，许多会议、杂志予以报道，许多人也就慢慢被感化，默许这种"科研"。但胡老从不改初衷，不认同这种科研方法，当听说一老年人患肺炎用发汗药，当汗出四逆时仍不换方，终致休克死亡，便忍不住了，说："这哪是搞科研，发展中医，这是在消灭中医！"。听后使人惊讶。有一次我们把一篇胡老临床经验送杂志社发表，编辑认为内容很好，但要修改，按一方经治例数统计疗效，胡老听后就很生气地说道："那改成什么都不是了，不发表了！"当时我们听后认为胡老有点偏激、死脑筋。可是持这种看法的大有人在，旁观者清，外国人说得更尖锐，如德国慕尼黑东方文化大学教授波克特，他于70年代后期，80年代初期，多次来中国考察，他看到中医的病历，写的主要是西医的内容，一些医院的中医科室，不是在地下室，便是在墙角一侧，因此他认为中国的中医状态是："西医在消灭中医，中医在自相残杀。"乍听觉得言过其实，中国近代的中医发展，国家重视，中西医结合国家提倡，成绩有目共睹，何以这样大放厥词？实际胡老也好、波克特也好，他们看到了问题的另一面，他们所指出的存在问题是一个，即科研思路问题。也即中医发展思路问题，发展中医、中西医结合，不能舍弃中医原有科学精髓。这里要着重说明的是，不论是中医、西医、中西医结合皆各有千秋，其发展像大海中之船，都必经波浪、周折，要达预定的彼岸，必须随时调整其航向。科研思路是在发展中、争鸣中求得正确。这里当提示的是："越是民族的，它越是国际的"，当深思。

方证是辨证论治的尖端

初跟随胡老抄方，常听胡老说："这个哮喘病人是大柴胡汤合桂枝茯苓丸证"；"这个肝炎患者是柴胡桂枝干姜汤合当归芍药散证"，并见其方总是原方原剂量，很少加减，疗效却很好。感到很奇怪，于是请教胡老，胡老笑曰："辨方证是辨证的尖端。"当时因习惯于用脏腑经络等辨证方法，故对其言不理解。胡老看透了我的心思，因此常利用星期天给我讲解《伤寒论》《金匮要略》及其方剂的特点、适应证，这样渐渐有所领悟。

在《伤寒论》中第34条"桂枝证"、第101条"柴胡证"等，有以方名证的范例，因此，方证是《伤寒论》的精华。通过长期的临床实践，逐渐体会到，不论是脏腑辨证、经络辨证，还是八纲六经辨证，最终都要落实在方证上。也就是说，有无疗效，决定于方证对应与否。例如八纲和六经，虽然是辨证的基础，并且在这个基础上也能够制定施治的准则，但在临床治疗、确保疗效上，是远远不够的。具体来说，若已辨明为太阳病，其治疗原则是用汗法，但发汗的方药是很多的，是否任取一种发汗药即可用之有效呢？当然不是，中医辨证，不仅是辨八纲六经而已，而更重要的是，还必须通过它们辨方药的适应证。如太阳病治须发汗，但发汗必须选用适应整体情况的方药。更具体地讲，除太阳病的特征外，还要详审患者其他一切情况，选用恰当、有效、适应整体的发汗药，这样才能有可能取得预期的疗效。例如，太阳病，若发热、汗出、恶风、脉缓者，则宜用桂枝汤；若无汗、身体疼痛、脉紧而喘者，则宜麻黄汤；若项背强几几、无汗、恶风者，则宜用葛根汤；若脉浮紧、发热、恶寒、身疼痛、不汗出而烦躁者，则宜用大青龙汤。这些方剂，虽都属太阳病的发汗剂，但各有其固定的适应证，若用得不恰当，不但无益，反而有害。方剂的适应证，即简称为方证，某方的适应证，即称之为某方证。这即《伤寒论》的方证对应的理论和经验。如桂枝汤证、麻黄汤证、葛根汤证、大青龙汤证、柴胡汤证、白虎汤证等。故胡老称"方证是八纲六经辨证的继续，亦即辨证的尖端"。中医治病有无疗效，其主要关键就在于方证是否对应。

　　经过胡老的熏陶，逐渐熟悉了方证，在临床治疗上获得了很大自由，临床疗效有了显著提高，也更深刻地认识到方证的意义。如曾治一婴儿，感冒后只喝水不喝牛奶，家属很着急。西医检查治疗无效，转中医治疗。先以停食着凉给服至宝锭、保赤丹等不效；又以脾虚服健脾汤药，治疗月余不效。诊得其脉浮数，苔白润根厚，又症见易头汗出，饮水或喝牛奶后常呕吐，一看便知此是五苓散证，予服一剂，汗止、吐已，但仍不爱喝牛奶，因尚有嗳气、腹胀等症，知此时为茯苓饮证，随予服两剂而痊愈，转而一天能喝四瓶牛奶，其父母甚是感慨，立志要自学中医。又曾治一日本留学生，咳嗽二月余，曾服中药数十剂不效，而剂量、药味越来越多，视其方多为养阴清肺之剂。诊时症见咽中干、不思饮，恶寒无汗、鼻塞、头痛，舌苔白润，脉沉弦。此证首辨六经当属少阴太阴合病证，再辨方证为麻黄附子细辛汤证，仅服一剂而解。

"执一法，不如守一方"，这是充分认识到《伤寒论》的方证辨证的重要性。方证较之证型更为直接，它具有定性、定量和实践检验性质。古今不少人看到了方剂和证间存在着一定对应关系，重视了证和方剂间关系的研究，诸如孙思邈、柯韵伯、方有执等做了大量的研究工作，留下了许多宝贵资料，值得我们在他们研究基础上进一步挖掘和开发。

读《伤寒论》要知其要点

不论是在临床时或是在讲课时，胡老常强调这个问题，即读《伤寒论》要知其要点。众所周知，《伤寒论》398条，113方，是中医辨证论治的典范。全书共八篇，唯太阳病三篇尤为重要。

在太阳病上篇突出一个"常"字，主要辨论太阳病纲要和太阳病、中风证、桂枝汤证的运用。而在太阳病纲要中，主要辨别太阳病的证型、传、愈及阴证、阳证、寒证、热证的纲领，阐述了伤寒、中风、温病的鉴别要点，以及阴证、阳证、寒热真假的病变实质，这些纲领，对通晓全书，具有极其重要的意义。

在太阳病中篇，强调了一个"变"字，首论太阳病、邪客经腧、葛根汤证，继论太阳病、伤寒证、麻黄汤证的运用，然后论述太阳病汗、吐、下后所致变证的救治。

在太阳病下篇则提示了一个"结"字，意指太阳病失治、误治，会导致气血津液等代谢的失常，因此造成气结、血结、水结、痰结、寒结、热结等坏病证，其治则"观其脉证，知犯何逆，随证治之"。

总之，太阳病三篇，共论证183条，约占全书的一半，为六经病之纲要，实际也是全书的总论。明乎此，可谓"知其要者，一言而终，不知其要，流散无穷"。

《伤寒论》与《内经》体系不同

《金匮要略·疟病》篇第4条："温疟者，其脉如平，身无寒，但热，骨节烦痛，时呕，白虎加桂枝汤主之"。是说疟病脉自弦，已在前述，今温疟脉不弦，故谓其脉如平。热结于里，则身无寒但热，复有外邪，则骨节烦痛；气冲热壅，故时呕也，此证宜用白虎加桂枝汤治疗。胡老在讲解此条时指出：张仲景所论与《内经》根本不同。

《内经·疟论》曰："帝曰：先热而后寒者何也?岐伯曰：此先伤于风而后伤于寒，故先热而后寒也，亦以时作，名曰温疟。其但热而不寒者，阴气先绝，阳气独发，则少气烦冤，手足热而欲呕，名瘅疟。"白虎加桂枝汤所主治之证，为瘅疟甚明，若必依《内经》解注仲景书如何可行?又有关癫狂的论述，《内经》与《伤寒论》也截然不同。如《素问·至真要大论》曰："诸躁狂越，皆属于火。"《难经·二十难》曰："重阳者狂，重阴者癫。"即把狂的成因，主要归结为火、重阳。而《伤寒论》第112条曰："亡阳必惊狂"。把惊狂的成因，主要归结为亡阳，概念大相反，可见两者有着理论体系的不同，因此，用《内经》解释《伤寒论》往往不通，也可看出两者于阴阳八纲理论相同，但存在理论体系的不同。由此也可知，所说张仲景是依据《内经》撰写了《伤寒论》很值得商榷。

《伤寒论》取法于《伊尹汤液经》

胡老多次讲课都强调，仲景著作大都取法于《伊尹汤液经》。但当时看到杂志报道，许多文章都认为张仲景依据《内经》

撰写了《伤寒论》，不置可否。后来通过临床实践、参看一些考古文献，印证胡老的观点是正确的。

一、《伤寒论》与《神农本草经》一脉相承

任应秋认为中国医学最古的流派为三：一曰黄帝针灸；二曰神农本草；三曰素女脉诀。并认为张仲景系神农本草一派。这是符合历史实际的。晋·皇甫谧《甲乙经》序云："伊尹以亚圣之才，撰用《神农本草》以为汤液。"宋刻《伤寒论》序也有"是仲景本伊尹之法，伊尹本神农之经"的记载。从药物理论来看，更能看出《伤寒论》与《神农本草经》是一个体系。《神农本草经》在论述药味功能时，是从病证特点描述，而不见脏腑等理论。如干地黄、龟甲、阿胶等后世称谓的养阴药，只记载："干地黄，味甘寒，主折跌、绝筋、伤中，逐血痹，填骨髓，长肌肉。""龟甲，味咸平，主漏下、赤白，破癥瘕、痎疟、五痔。""阿胶，味甘平，主心腹内崩、劳极、丽丽如疟状、腰腹痛、四肢酸痛、女子下血，安胎，久服轻身益气。"而从未提到"养阴"、"滋阴"作用。值得注意的是，在《伤寒论》也看不到"养阴"、"滋阴"之说。张仲景用鳖甲只是取其"主治癥瘕痎疟（疟母），也不是用其养阴作用。因此，从理论体系看，《伤寒论》与《神农本草经》一脉相承。

二、《伤寒论》的雏形是《汤液经法》

《汉书·艺文志·方技略》记有"医经七家"、"经方十一家"，经方十一家中有《汤液经法》三十二卷。《汉书》记载的是公元前24年至公元208年的史实，《伤寒论》的成书于公元208年左右，可知张仲景不但能看到各医经家之论，而且也能看到经方家各家之说。那么，他撰写《伤寒论》主要受哪家的影响呢？历史上曾有些文字记载，如晋·皇甫谧在《针灸甲乙经·序》中说："伊尹以亚圣之才撰用《神农本草经》以为汤液，……仲景论广伊尹汤液为数十卷，用之多验。"因《伊尹

汤液经》失传，故与《伤寒论》的关系不能明确。近有马继兴等专家，经多年考证，出版了《敦煌古医籍考释》一书，使人们拨云见日，看到了《伤寒论》的渊源。尤以《辅行诀脏腑用药法要》记述最详："汉晋以远，诸名医辈，张机、卫汜、华元化、吴普、皇甫玄晏……皆当代名贤，咸师式此《汤液经法》……"。陶弘景又叙述道："依《神农本草经》及《桐君采药录》上、中、下三品之药，凡三百六十五味，……商有圣相伊尹，撰《汤液经法》三口，为方亦三百六十首……今检录常情需用者六十首，备山中预防灾疾之用耳。检用诸药之要者，可默契经方之旨焉。……外感天行，经方之治，有二旦、六神、大小等汤，昔南阳张机依此诸方撰为《伤寒论》一部，疗法明悉，后学咸尊奉之。"这里可以清楚地看到，汉晋以前许多著名的医生都看到过《汤液经法》。南北朝时期的陶弘景从《汤液经法》中检录六十首，记载于《辅行诀脏腑用药法要》中，张仲景主要依此撰写了《伤寒论》。我们看一看《辅行诀脏腑用药法要》的内容，就惊奇地发现，《辅行诀脏腑用药法要》中的许多方剂和其适应证，都可以在《伤寒论》中找到相对应的方剂和适应证。如小补心汤方证即瓜蒌薤白半夏汤方证；小泻心汤方证即大黄黄连泻心汤方证；小阳旦汤方证即桂枝汤方证；大阳旦汤方证即黄芪建中汤加人参汤方证；小阴旦汤即黄芩汤加生姜方证；小青龙汤方证即麻黄汤方证；小朱雀汤方证即黄连阿胶汤方证等，尤其是二旦、六神、大小等汤12方证，从方剂配伍、药量、炮炙、服法来看，均与《伤寒论》相符。因此，马继兴认为："本书此节各方与仲景著作相似。"足以证明两者确实同源于《汤液经法》。关于《汤液经法》中，方药名用二旦、六神名之，而张仲景改为某药名的原因，陶弘景也说得很清楚："张机撰《伤寒论》避道家之称，故其方皆非正名也，但以某药名之，以推主为识耳。"可知《汤液经法》是《伤寒论》的原始蓝本。

诊余漫话

167

读书要思考

胡老经常对我们说，读书要好好思考。俗谓"读书不思则罔"，胡老指出读《伤寒论》也是如此。清代研究《伤寒论》大家柯琴曾说："仲景六经各有提纲一条，犹大将立旗鼓使人知有所向，故必择本经至当之脉证而标之。读书须紧记提纲以审病之所在，然提纲可见者只是正面，读书又要看底板，再细玩其四旁，参透其隐曲，则良法美意始得了然。"柯氏的这段话虽然是对六经提纲讲的，但对我们读书，具有方法论和美学的意义。

譬如，在读《伤寒论》的"不可发汗"，第49、50两条，前者只是说"须表里实，津液自和，便自汗出愈"，没有出方；后者断定说"以荣气不足，血少故也"，也没出方，到底怎样救误呢？是否考虑前者用桂枝加附子汤和表扶阳；后者用小建中汤和营解表？如此等等，只要我们开动脑筋，积极思考，反向思维，《伤寒论》条文中的无方处，便有方了。

因此，读仲景书，用仲景方，必须下些工夫，要前后互参，彼此合看，首尾兼顾，在有方无证处求证（如茯苓四逆汤证条），有证无方处遣药（如不可发汗诸条），有脉无证处辨证（如少阴病，脉沉者，急温之，宜四逆汤条），有证无脉处验脉（如桂枝四证、麻黄八证等诸条），将理论运用于临床，再从临床以充实理论，逐渐提高，不断前进，不就"良法美意始得了然"了吗？

细玩仲景书其乐无穷

胡老写过许多讲义，常用"细玩"两字，初读并不在意，再读知其在强调重要处、关键处，久之方知是其体验深刻并深感乐趣处，读仲景书其乐无穷，每读一次，皆有一次不同的收获。犹如游山观景，或赏珍宝古玩，越仔细观赏越有趣，细玩珍宝美不释手。

在中医界，大家公认，仲景书是辨证论治的典范。因此读仲景书，要熟读原文，知常达变，从多方面探求其精神实质，抓住书中脉、证、方；药、加减法、观察法、煎服法、护理法等辨证施治的规律，然后运用于临床，以求得不断总结和提高。只有学以致用，才能获得真知。否则就是"纸上谈兵"，再好的东西也没有用。纵观古今注解《伤寒论》者有数百家之多，学用结合，而其把仲景书学到手、学以致用的却较少。

记得在"文革"红卫兵大串连期间，一男孩找胡老看病，诉及每夜必尿床，自知其丑，遭人讨厌，痛苦万状，问其病情，答曰：身重乏力，腰腿发凉，似浸水中。诊其脉沉弦，辨证为寒湿肾着，疏其苓术干甘汤 10 倍，变汤为一料，嘱其每次服二钱，一日两次。半年后该患儿从长沙寄来一封信，打开始一看："……爷爷，谢谢您，我的遗尿病，经您一治就好了，您的恩情，我一辈子不会忘掉。"又有叫刘俊生的女孩，于 1966年 10 月 19 日从东北到北京串连，时已 16 岁，患遗尿已 7、8年，经中西医久治无效，求胡老开方，与肾着汤二剂即愈，同年 12 月 1 日，特由东北来京致谢，并索求处方备用。

因此，胡老常讲道：学习仲景书最大的乐趣，在于精通理论，通过实践，运用仲景方而有效，特别是在疗效好、有所创新时，得之于心，应之于手，理论联系实际，苏枯起废，救人命于顷刻之间时，那真可谓其乐无穷矣！

古方今用活法在人

胡老很重视中西医结合，但以中医为本。主张古方今用，活法在人。所谓"古方"，在这里系指仲景方，也就是《伤寒论》《金匮要略》中的方剂，也叫做经方。所谓"今用"，有两个含义，一指将仲景方运用于现今中医学中的病证，如感冒、咳嗽、腰痛、消渴等；二指将仲景方运用于现代医学的疾病，如普通感冒、流行性感冒、急性支气管炎、支气管扩张、慢性咽喉炎、风湿性关节炎、类风湿性关节炎、急性胸部扭挫伤、腰肌劳损、强直性脊椎炎、糖尿病、尿崩症、精神性多饮多尿症等。所谓"活法在人"，是指医生的理论水平和技术能力。在中医则要求精通中医理论和辨证论治的技巧，又要求掌握现代医学的基本知识和诊疗常规；而在西医则要求精通现代医学理论和诊疗技能，又要掌握中医辨证论治的知识。这样看来，西医学习中医的人，就再好不过了，这样的人能取长补短，相互结合，学识能力则更高。

例如，胡老在临床，常遇西医确诊的疾病，诸如腓肠肌痉挛疼痛、坐骨神经痛、手术后肠粘连性腹痛、急性腰扭伤，胸、腹、胁、背、肌肉及神经挛痛等患者，依据临床症状，凡呈芍药甘草汤方证者，投与芍药甘草汤，则效果卓著。

在临床上，有许多西医确诊的疾病，诸如浅表性胃炎、胆囊炎、气管炎、冠心病、心肌炎等，表现为痰热结聚在胸腹的小陷胸汤方证时，给服小陷胸汤加减治疗，疗效甚捷。

厥阴病解疑

厥阴病的实质历代争论未明，胡老一生研究、讲授《伤寒论》，对此也付出了很大心血。他独特的见解，对解明厥阴病当有不可磨灭的功劳。

胡老认为，半表半里分阴阳两类，阳证为少阳，阴证为厥阴，从《伤寒论》的条文探讨即明。《伤寒论》作为厥阴病提纲者仅有2条，明了这2条对解读厥阴病是关键。

第326条："厥阴之为病，消渴，气上撞心，心中疼热，饥而不欲食，食则吐蛔，下之利不止。"

注解：消渴为热证，阴证不应有热，可能有错简。以下大意是说，厥阴病上虚下寒，寒乘虚以上迫，因感气上撞心、心中疼热的自觉症。蛔迫于寒而上于膈，故饥而不欲食，食则吐蛔。寒在半表半里，本不下利，与寒在里的太阴病自利益甚者不同，但若下之，则并于太阴而下利不止。

第329条："厥阴病，渴欲饮水者，少少与之愈。"

注解：阴证一般多不渴，但虚则引水自救，故厥阴病也有渴者。若渴欲饮水者，可少少与之即愈。

按：少少与水即愈的渴，当然不是消渴，以是可见上述提纲必无消渴甚明。历代各家对厥阴病提纲进行了很多探讨，但至今仍存在不少的疑问。胡老结合篇中的具体证治提出了自己的见解：《伤寒论》厥阴病篇只有四条（除上述二条外还有二条因无关紧要从略）有"厥阴病"提首，但未出证治。以下虽出证治，但无一条题以"厥阴病"的字样。《金匮玉函经》别为一篇，题曰："辨厥利呕哕病"，按其内容，表里阴阳具备，亦确是泛论上述四病的证和治，而非专论厥阴病甚明。可知叔和当日以六经病后，出此杂病一篇甚属不类，而厥阴病篇只寥寥四条，且无证治，以为即是厥阴病续文，仍合为一篇。不过叔和未尝无疑，故《金匮玉函经》仍按原文命题，以供后人参考。惜《金匮玉函经》在元代时已少流传，故后世一些人便认为厥阴病篇后都是论述的厥阴病，此又非叔和初意所料及。其实仲景此篇另有深义，约言之有三点：一，胃为水谷之海，气血之源。胃气和则治，胃气衰则死。凡病之治必须重视胃气，因取此与胃有关的四种常见病，辨其生死缓急和寒热虚实之治，为三阳三阴诸篇作一总结。二，同时亦正告医家，表里阴阳赅括万病，伤寒杂病大法无殊，故称《伤寒杂病论》。试看白虎汤、承气汤、瓜蒂散、四逆汤、大、小柴胡汤、桂枝汤等伤寒治方，适证用之亦治杂病，自可明了。三，此外乌梅丸、当归四逆汤等条，虽论治厥，但证属厥阴，又不无暗为厥阴病的证治略示其范也。

关于《伤寒论》的论述，简介如此，以下再对辨证问题略加说明。由于半表半里为诸脏器所在，病邪郁集此体部则往往影响某一脏器、或某些脏器发作异常的反应，以是证情复杂多变，不似表里的为证单纯，较易提出简明的概括特征。如上述少阳病的口苦、咽干、目眩亦只说明阳热证的必然反应，故对于半表半里的阳证来说，这是不够概括的。至于厥阴病的提法，就更成问题了，唯其如是，则半表半里阴证、阳证之辨，便不可专凭《伤寒论》所谓少阳和厥阴提纲为依据。不过辨之之法，亦很简易，因为表里易知，阴阳易判，凡阳性证除外表里者，当然即属半表半里的阳证。凡阴证除外表里者，当然即属半表半里的阴证。《伤寒论》于三阳篇，先太阳，次阳明，而后少阳；于三阴篇，先太阴，次少阴，而后厥阴，均把半表半里证置于最末，或即暗示人以此意。有的人认为排列次序与《内经》同，因附会《内经》按日主气之说，谓病依次递传，周而复始，不但仲景书中无此证治实例，而且实践证明，也绝无阳明再传少阳之病。尤其六经传遍又复回传太阳，可真称得起怪哉病了。至于三阳先表而后里，三阴先里而后表，要不外以外者为阳，里者为阴，故阳证之辨，当从表始，阴证之辨当从里始，别无深义。基于以上说明，厥阴病的提纲，由于不够概括，不足为辨该病的特征，但它确属厥阴病的一种证，依其证候的分析，对于厥阴的为病，还缺少理解（如注解）。若把厥利呕哕诸病的论述，都当作是厥阴病的说明，那就无法理解了。帮助我们解开厥阴病之谜的重要方法是：首先对仲景辨证施治的方法体系有个明确概念，认识到厥阴病即是半表半里阴证，那就不会鲁鱼不分了，也就不会认为阴证亦有热实、半表半里亦可吐下了。

少阴病解疑

少阴属表，是胡老首先提出。这是他通过临床研究《伤寒论》得出的结论。

一、以八纲来分析六经

依据八纲的分析，即各病证有阴阳、寒热、虚实、表里之分，同一病位均当有阴阳二种不同性属的证，表证自不例外，也有阴阳之分。对此《伤寒论》有着明确说明，如第 7 条："病有发热恶寒者，发于阳也；无热恶寒者，发于阴也"。日人山田宗俊认为此条是"就其病发之始而言，所以称发也"，又说："所谓阴阳二字，指其人因有寒热虚实之殊，而言太阳、少阳、阳明皆属实热；少阴、太阴、厥阴皆属虚寒……其发于阳之始谓之太阳；发于阴之始谓之少阴。"即是说在表的病证，有因阳实热之体，机体正气相对旺盛出现发热而恶寒者，为在表的阳证，也即太阳病；有因阴虚寒之体，机体气血沉衰，出现不发热而恶寒者，为在表的阴证，与太阳相对当指少阴病。藤平健也认为体质分为阴阳两型，如遇感冒则出现或偏于桂枝汤和小青龙汤的阳证，或偏于麻黄附子细辛汤和麻黄附子甘草汤的阴证。这里所说的阳证和阴证实际即是太阳病和少阴病。但是体质又非绝对因素，本来是表阳证（太阳病），可因发汗过多等而转化为表阴证（少阴病）。如《伤寒论》第 20 条："太阳病，发汗，遂漏不止，其人恶风、小便难、四肢微急、难以屈伸者"即是。即在同一病人身上，可因不同时期、不同条件下出现表阳证或表阴证。表证分阴阳，证治自有别，《伤寒论》也有明确地说明，如第 39 条："伤寒，脉浮缓，身不疼，但重，乍有轻时，无少阴证者，大青龙汤发之。"这里是说表证有大青龙汤之属的阳性证，也有麻黄附子甘草汤之属的阴性证，在讲解大青龙汤的应用时，特意提出"无少阴证"，是说表证虽应用汗解，但阴性表证即少阴病证者，不能用大青龙汤。强调无少阴证，即明确是表阳证时，方可用大青龙汤发汗治之。藤平健治疗自身感冒咳嗽，初以为是小青龙汤证，服小青龙汤不效，后经仔细辨证，知是麻黄附子细辛汤证，服之很快治愈。这说明太阳病和少阴病都属表证，但其病性有阴阳的根本不同，其治疗也就根本不同。因而藤平健深有体会地说：中医治病辨证用药就像汽车的齿轮转动一样，必须齿口相合，如不相合，汽车是不能开动的（汉方の临床25（4）：35，1978）。然而两者之间又并无明显的鸿沟截然分开，因病位同属表，如辨证不仔细也易混淆。藤平健自身体验也已说明；吴鞠通也有类似经验，例如他于甲子二月二十五日治疗吴氏医案，第一天见头项强痛而恶寒，无汗，脉紧，用麻黄汤治疗不效，而第二天经仔细辨证，合用麻黄附子甘草汤一剂即愈（《吴鞠通医案》人民卫生出版社，43页，1960）。显然是第一天把少阴病当做了太阳病治疗当然不效。也说明表证治疗虽都用汗法，但有阴阳性质的不同，即阳实热者为太阳，阴虚寒者为少阴，治疗是截然不同的。这种论六经病以三阴三阳各自相对为言，虚则少阴，实则太阳，喜多村直宽、恽铁樵等也有论述。

二、少阴病篇解析

少阴篇不易懂，主要是古书行文问题，《伤寒论》全书是前后连贯、对照的文章，而少阴病不是孤立的一篇，不但与太阳病相对，而且常与太阴、厥阴合病、并病，因此篇中即有本病的提纲、证治，而且还以大量条文说明合病、并病的鉴别、辨证和治疗。如对其他篇未能理解，单独看少阴病一篇，是无论如何也不能真正理解其实质的。同时如无一定临床经验和一定学识，也是不能真正理解其精神的。这里仅提出少阴属表的论据。

1. 少阴病提纲及脉证

"少阴之为病，脉微细，但欲寐也"，这是少阴病的提纲，是对照太阳病说的，即是说：脉浮、头项强痛而恶寒的为太阳病；若脉微细并其人但欲寐者，即为少阴病。

表阳证太阳病，是因正气较盛，在外邪来犯时能与邪相争，气血津液充盈于浅在体表动脉，故脉应之浮，尤以上体部血液充盈为更甚，故使人头项强痛。邪热郁集于体表，增大了与外界气温的差距，故恶风寒。以是可见，则所谓太阳病，乃机体驱集大量体液于上半身广大的体表面，欲借汗出推邪外出而不得汗出的一种病理状态。与此相对，表阴证也即少阴病，是因体质虚衰，或老年气血俱衰，当外邪来犯时无力与邪气相争，邪将很快传里，即不能驱集大量体液于体表，故无发热而只恶寒的病理状态。因气血津液俱不足，故脉应之微细，精气不足，故但欲寐。提纲概括扼要说明了少阴病的特点、主症。其意思是说：凡见这种特征的证就辨证为少阴病便没有错误。但少阴病常见的脉证远非只此。如少阴病的脉象，除见微细外，还可见到多种脉象。"脉微细"在少阴病提纲中提出，这即告诉后人，少阴病的脉象特点是微细，是因机体气血俱衰之应。但有的人见到麻黄附子细辛汤条的"脉沉"，即认为少阴病的脉是沉，也因此认为少阴病主里，这是片面的，不是《伤寒论》的原旨。从少阴病全篇来看，提到脉象的有 15 条之多，除了提纲所说的脉微细外，其他条都是反映少阴病的合病、并病、转归变化的脉象，如第 285 条："脉细沉数，病为在里"，是反映病在里不可发汗，即不属于少阴病；第 283 条："病人脉阴阳俱紧"是反映合并水饮的脉象；第 290 条："脉阳微阴浮者"为少阴病气血恢复，故称"为欲愈"；第 300 条："脉微细沉"，反映少阴病表证传里合并太阴病最为凶候，故曰死。可知少阴病浮、沉、迟、数脉皆可见，因合病、并病、传变等不同而不同，但脉微细则始终可见。如是单纯的少阴表证即称"少阴中风"，则脉见微细，同时见阳微阴浮之象，这种情况，反映气血渐有所复，有自愈倾向，故称"为欲愈"。做为药物治疗，这时可

175

用麻黄附子甘草汤微发汗的方法，帮助正气推邪外出。藤平健认为，即使在麻黄附子细辛汤证的脉也不一定都是沉，而是可见浮、浮数稍紧等。吴鞠通所用麻黄汤合麻黄附子甘草汤例的脉也见紧，也可知少阴病不是以沉脉为主。又麻黄附子细辛汤证的脉沉也并不是主里，奥田谦藏认为，这是少阴病未传里而见的表热证候；大冢敬节认为麻黄附子细辛汤是"去除表邪"；矢数道明认为是"发散在表之热和水。"（汉方の临床25（11、12）：218，1978）。

关于少阴病的症状，在少阴病提纲只有"但欲寐"三字，加上第7条"无热恶寒"四字，作为提纲也显得太笼统，使后人不易弄清少阴病的临床表现。近代不少人，在应用麻黄附子细辛汤过程中，认为其适应证还有许多具体症状，如山田光胤认为麻黄附子细辛汤证不仅见面色苍白，而且有身冷恶寒、手足逆冷等寒性症状；大冢敬节认为有头痛、四逆；藤平健则认为有鼻塞、流涕、喷嚏、恶寒、头痛、身痛，并根据少阴篇屡屡提到咽痛，因此认为该方证可见到咽痛，而且多次用麻黄附子细辛汤治疗咽喉刺痛的感冒皆取良效。而且他们经常依据少阴病提纲应用于感冒、头痛、四肢痛、咳喘、支气管炎、哮喘、腰痛、蓄脓症（脑漏）、过敏性鼻炎等病的辨证，不论是老年人还是青壮年人，凡符合提纲特点者判定为少阴病，用麻黄附子甘草汤、麻黄附子细辛汤等加减治疗皆收卓效（汉方の临床（6）：202，1978）。这不但说明少阴病尚有许多在表的症状，而且还说明，作为提纲虽然不能概括全面，但以此提纲判断少阴病是绝对可靠的，也说明了少阴病属表。

2．少阴病治则

《素问·脏气法时论》曰："肾苦燥，急食辛以润之，开腠理，致津液通气也。"肾苦燥，当是指全身津液虚少，体表皮肤干燥少津，正是少阴病的病证。用辛药开腠理、致津液当指发汗。急者，是因正气虚衰，邪在表停留的时间很短暂，不抓紧治疗将很快传里，这正是说明了少阴病的治法。体现这一治法的是第302条，即："少阴病，得之二三日，麻黄附子甘草汤微发汗，以二三日无里证，故微发汗也。"得之二三日，是说时间不长，邪尚可在表。无里证则更证实邪在表，也是说少阴主表不主里。用麻黄附子甘草汤微发汗，是治疗单纯的少阴病的方法和方药。用麻黄发汗解表，这一点与太阳病是相同的，不同的是，太阳病因气血津液俱盛，用麻黄、杏仁等发汗解表即可，而少阴病因气血俱衰，虽须发汗解表，但发汗不得太过，而且必须配以附子、细辛等温性亢奋、强壮沉衰之药以助正气驱邪外出，这也即是少阴病的治疗原则。

少阴病又常出现合病、并病，其治疗又各有不同，但多数情况仍以微发汗为原则，如第314条："少阴病，下利，白通汤主之"。是与太阴合病，即表里合病，治疗唯发其汗则表里皆治；又如第301条："少阴病始得之，反发热，脉沉者，麻黄附子细辛汤主之"。《金匮要略·水气病》篇曰："脉得诸沉，当责有水"。可知这里的脉沉主水饮。即此条是说少阴病合并痰饮之证，或素有痰饮者出现表邪为水饮所郁而化热的少阴证时，在微发汗的同时加入强壮亢奋、温化痰饮的细辛。再如第20条："太阳病，发汗，遂漏不止，其人恶风，小便难，四肢微急，难以屈伸者，桂枝加附子汤主之。"是因误治由表阳证（太阳病）陷入表阴证（少阴病），用桂枝加附子汤强壮发汗解表。还有第22条："若（脉）微，恶寒者，桂枝去芍药加附子汤主之。"也是少阴病的治疗，仍属强壮发汗解表。这些方剂的组成和适应证，说明了少阴病的治疗原则，也说明了少阴属表。少阴病属于表阴证，这是出自《伤寒论》原来的旨意。

3．少阴病治禁

少阴病属表，治用汗法，已如前述。但有的人从脏腑经络推理，认为少阴病属里，又见少阴病篇有"不可发汗"之句，即认为少阴病禁汗，怎样看待这一问题呢？还是先弄清原文为好。在少阴病篇曾再三强调"不可发汗"，如第285条："少阴病，脉细沉数，病为在里，不可发汗"；第286条："少阴病，脉微，不可发汗，亡阳故也"；及第294条："少阴病，但厥，无汗，而强发之，必动其血。"这些论述，都是说少阴病的治则为微发汗以解表，但脉细沉数，病传里，或脉微，为亡阳，或厥而无汗等，已不属于少阴表证，故禁用汗法。即使是少阴表证，如发汗的方法不当，不是微发汗而是发汗太过，则必然使病情恶化，危及生命，故第284条曰："少阴病，咳而下利，谵语者，被火气劫故也，小便必难，以强责少阴汗也。"误认为是少阴病，或用强发汗的方法是非常错误的。为了正确使用汗法治疗少阴病，当然也要知道哪种情况不能用汗法，这与太阳病的治疗禁忌是相似的。《伤寒论》提到"不可发汗"，只见于太阳病篇和少阴病篇，太阳病篇所提出的咽喉干燥、淋家、疮家、衄家、亡血家、汗家及脉尺中迟者等情况不可发汗，其原因都是津液丧失严重，已失去体液聚集于体表欲借汗出推邪外出的病机，也即病证已不在表。屡屡提出这些禁汗的条例，当然不是说太阳病不能用汗法，而是告诉后人，不但要知道发汗是治疗太阳病的基本法则，并且还要知道，在那些情况下不能用发汗的方法。与此同理，少阴病篇提出禁汗的条例，也不是说少阴病不能用发汗的方法，而是因邪在表当汗解，并且也存在着不可发汗的情况，为了正确掌握少阴病的治疗法则，有必要详述当汗的证治，同时也有必要强调禁汗的细节。若是治疗少阴病不是用汗法，篇中屡屡提出可汗、不可发汗，其不成了多余的废话了吗！这在《伤寒论》的写作方法上是不允许的。也就是说，少阴病篇提到可汗、不可发汗，更说明少阴属表。

从临床来看，麻黄附子细辛汤是少阴病常用的方剂，其主症是"始得之反发热，脉沉者。"王经邦、藤平健不但用于治疗感冒，而且用其加减治疗外寒内饮的"气分证"、腰痛、闪腰痛、四肢痛等，还有的用于治疗嗜睡、咽痛、失音、周身无汗等。有的报道治疗自发性气胸、病毒性心肌炎等，但不论是什么病，病变在那里，只要其症状反应是表阴证兼有痰饮者，用本方即见佳效。又《伤寒论》提到少阴病在表的时间很短，因正虚最易传里，故常说"一二日"、"二三日"，是说要抓紧治疗，不然要传里。但也有少阴表证一周、一月、甚至一年以上者，藤平健治疗一27岁妇女，患顽固的支气管炎一年不愈，用麻黄附子细辛汤很快治愈，说明少阴病不但见于急性病，也见于慢性病。不是看发病的时间一天、二天，而是看症状反映是否在表位，病性是否是虚寒阴性，是判断少阴病的关键。

以上不论从少阴病提纲、脉证、治则、治禁、临床应用等皆证明了少阴病属表。少阴病并非代表一脏腑之证，而是以八纲，即阴阳表里虚实寒热，归纳、概括的证候群，即在表的虚寒阴证。它是外邪侵犯人体时，不论病变在那里，机体出现在表的阴性证反应。因此《伤寒论》的少阴病，不是代表那一脏腑的病证，而是代表整个机体综合反应在表的病证，即在表的阴证。它不但见于急性病，而且见于慢性病，是概括一切疾病出现在表的阴性证的规律反应。

桂枝解疑

胡老讲课时，常强调桂枝有降冲逆的特长，是得之于临床观察和仲景遗训。《伤寒论》113方中有桂枝者约占其半，可知其用广矣。

《伤寒论》第一方即桂枝汤，用于治疗汗出恶风、发热的中风之证。桂枝有辛温发汗解表作用，这是无疑的，但不能忽略它的其他功能。考桂枝，《神农本草经》谓："桂枝，味辛，温，主上气咳逆，结气喉痹吐吸，利关节，补中益气。"张锡纯对桂枝深有研究，认为"桂枝：味辛微甘，力善宣通，能升大气、降逆气，……而本经论牡桂（即桂枝），开端先言其主咳逆上气，似又以能降逆气为桂枝之特长，诸家本草鲜有言其能降逆气者，是用桂枝而弃其所长也。"他是通过临床实践，深研《神农本草经》《伤寒论》得到的体会。

仔细读《伤寒论》不难理解桂枝的功能。众所周知，桂枝汤的主要功能是辛温解表、甘温健胃，通过调和营卫，使精气胜而表固，邪气不再入侵，故使汗止而热除。这也即其解表作用。桂枝的降逆作用，在仲景书中有很多处论及，如第12条："太阳中风，阳浮而阴弱，阳浮者，热自发；阴弱者，汗自出。啬啬恶寒，淅淅恶风，翕翕发热，鼻鸣干呕者，桂枝汤主之。"这里的鼻鸣干呕即表不解，气上冲的症候。又如第15条："太阳病，下之后，其气上冲者，可与桂枝汤，方用前法。若不上冲者，不得与之。"这里更明确强调了桂枝汤治上冲。桂枝汤治冲逆无疑，那么哪味药起主要作用呢？如再看桂枝加桂汤便可明确，第117条："烧针令其汗，针处被寒，核起而赤者，必发奔豚。气从少腹上冲心者，灸其核上各一壮，与桂枝加桂汤。"桂枝加桂汤即于桂枝汤中增加桂枝二两，治桂枝汤证气上冲剧者，增加桂枝用量，可知降冲逆者，主要是桂枝。《伤寒论》有很多处方显示了桂枝降冲逆作用。如桂枝加厚朴杏子汤的"喘家"、桂枝加龙骨牡蛎汤的"目眩"、小建中汤的"心中悸而烦"、桂枝去芍药加附子汤的"脉促胸满"、桂枝去芍药加茯苓白术汤的"心下满微痛"、甘草附子汤的"汗出短气"、桂枝去芍药加蜀漆牡蛎龙骨汤的"亡阳必惊狂，卧起不安"、桂枝甘草汤的"叉手自冒心，心下悸欲得按"、茯苓桂枝甘草大枣汤的"脐下悸者，欲作奔豚"、茯苓甘草汤的"心下悸"、苓桂五味甘草汤的"气从小腹上冲胸咽"、苓桂术甘汤的"心下逆满，气上冲胸，起则头眩"、炙甘草汤的"心动悸"、木防己汤的"其人喘满，心下痞坚"、柴胡桂枝干姜汤的"胸胁满微结、但头汗出"……可以看出，降冲逆是桂枝的特长。当然，随着配伍的不同，也就有不同的作用，如与芍药配伍则有调和营卫作用；如再加丹皮、桃仁则有活血祛瘀作用；如与茯苓白术配伍则起解表利湿作用；如再加附子则有祛湿除痹作用。如与生姜、甘草、大枣为伍则有补中益气作用。

总之，通过临床观察和对照仲景论述，可知桂枝有辛温解表、温中降逆、调营和血的功能。又当知平冲降逆更是其特长。

生石膏解疑

一次一个颌下淋巴肿大的患者，胡老给予了小柴胡汤加生石膏，学生不解其意问道："该患者无口渴为什么加生石膏啊？"因诊务忙，胡老只是说："这里的生石膏不但起清热作用，而且还有解凝作用。"何为解凝？遗憾未听胡老亲授，但从临床治验病案中可窥其大概。大凡急慢性疾病，如见红肿热痛、淋巴肿大者胡老常用生石膏。如急性腮腺炎常用小柴胡汤加生石膏二两至三两；急性化脓性扁桃体炎常用小柴胡汤加生石膏、公英、桔梗等；急慢性睾丸肿大常用小柴胡汤加生石膏、陈皮、生苡仁等，所用治例皆收捷效。由此可看出，其所说解凝，当指因热而形成的凝结，也即阳明热结。前人也有类似的论述，如张锡纯认为"石膏之性，又善清咽喉之热"，遇"其颌下连项，壅肿异常"之蛤蟆瘟，用生石膏四两主治而愈。一般而论，关节疼痛不得屈伸，多为寒凝气滞肌筋挛缩，而张锡纯认为亦有阳明热甚者，他特意转载两例治验说明，一例为吴鞠通治验：何叟年六十二岁，手足拘挛，用生石膏八两为君，治疗三个月能行走；另一例是杨华轩经治："同邑某氏室女，周身拘挛，四肢不能少伸，年余未起床矣。诊其脉，阳明热其，每剂药中必重用生石膏以清阳明之热，共用生石膏四斤，其病竟愈"。张锡纯又据"本经谓石膏能治腹痛"用生石膏为某君治愈了经月、甚至三年的腹痛。显而易见这里的手足拘挛、周身拘挛、长期腹痛不是寒凝，而是热结，生石膏能消除这种热结。

关于生石膏用必见"三大"即大热、大汗、大渴之说，胡老断然否定，一者《神农本草经》未提到，二是《伤寒论》无说明。《神农本草经》谓生石膏："味辛，微寒。主中风寒热，心下逆气，惊喘，口干舌焦，不能息，腹中坚痛，产乳，金疮。"并未提到口渴。《伤寒论》用生石膏的条文、方证也未见口渴。在讲解白虎汤和白虎加人参汤时，胡老特别强调了这一点。《金匮要略·痉湿喝病》第26条："太阳中热者，喝是也，汗出恶寒，身热而渴，白虎加人参汤主之"。胡老注解到：许多人每以本方治渴，其功效多归于石膏，后世本草亦多谓石膏治渴，这种看法不是十分恰切的，不符合《伤寒论》的本意。试观白虎汤各条，无一渴证。而白虎加人参汤各条无一不渴者，可见治渴不在石膏而在人参。胃为水谷之海、营卫之源，人参补中益气，为治津枯而渴的要药。至于石膏，功在除热，口舌干燥即其应用的主要症状。

以是可知胡老用生石膏，主要用其除热，其适应证为口舌干燥、红肿热痛、肌腹挛缩坚痛、心烦汗出等证，是宗于《神农本草经》。张锡纯也据《神农本草经》和《伤寒论》广用生石膏治疗急慢性疑难大病收效非凡、体验深刻。也可知《伤寒论》与《神农本草经》属一个理论体系。通过读古人书再通过临床实践，体会生石膏的功能其说当信无疑。

瓜蒌薤白治遗精疑

诊余，胡老谈及自己的老师一事，上中学时，胡老曾患遗精病，王祥徵老师开了瓜蒌薤白加四逆散、山栀，服一剂即愈，至今百思不得其解。

经方大师

胡老早年即以"经方派"著称。20世纪60年代初，他根据自己几十年的经验体会，做了"《伤寒论》的六经论治与八纲的关系"的报告，《人民日报》给予高度评价，认为是解决"历代医学家缺乏论述的难题"；八十年代初期，日本中医界称赞胡老是"中国有独特理论体系的、著名的《伤寒论》研究者、经方家"〔中医临床4（4）：45，1983〕。

胡老在中学时代曾业余学中医，上大学时，值疟疾大流行，西医无奈，得知其学过中医，遂找其治疗，因治一例则愈一例，于是名声大噪，来诊者应接不暇。未曾悬壶而活人无数，实自感惊讶，中医奥妙无穷，这样灵验，真是祖国的宝贵遗产，因此立志要继承和发扬中医学。当然，后来所以能成为经方大师，这是与他毕生刻苦博学、重视实践、慎思明辨、严谨笃行的治学态度分不开的。

一、刻苦博学

胡老一生酷爱读书，不但读医书，而且常读文史书籍，甚至耄耋之年仍鸡声灯影，孜孜以求之。自学了《伤寒论》《金匮要略》《内经》《神农本草经》等经典著作，又博览了古今医书。古文文意简奥，本不易懂，胡老所攻必克者，除了文学水平好外，主要是读书有方，他每读一书，必做笔记，并参考有关之书，前后连贯分析，这对学习《伤寒论》这样的书，是必不可少的方法。又读书常是不读则已，读则必穷其究。因此对其读过的书记忆很深，甚至80多岁高龄，对主要章节还能背诵如流准确无误。博学的结果更加深了对中医的理解，如读了《周易》《后汉书》《老子》等，理解了中医的生理、病理变化，皆不出于阴阳两者的变化，从而牢牢树立了中医的整体观念；学习了《西

诊余漫话

医病理生理学》，据其也有"一般规律反应"的论述，促进了他对辨证施治的认识，因而总结出"中医治病的实质，是于患病机体一般的规律反应的基础上，而适应整体的讲求疾病的通治方法"（北京中医学院学报，（4）：8，1980）；又如学习了《内经》更加深了对《伤寒论》的理解，譬如读过《素问·评热病论》"人所以汗出者，皆生于谷，谷生于精，今邪气交争于骨肉，而得汗者，邪却而精胜也，……今汗出而辄复热者，是邪胜也"，认为桂枝汤证有汗出发热，与此是一样的机理。又通过《内经》全书的分析，看出两者虽都用阴阳理论，但两者存在理论体系的不同。

二、重视实践

胡老认为，实践是检验真理的唯一标准。中医发展于几千年的古代，是千百万人的临床实践总结，学习古人的这些理论经验，也必须通过临床实践去体会才能真正理解。他对于实践过的敢于坚持，如有的人认为"古方不能治今病"，他根据自己的临床体会，反复研读《伤寒论》原旨，经常使用经方，效如桴鼓，因此坚信经方能治今病。对于没实践过的，从不人云亦云，不懂装懂，无根据地瞎说，如对"太阳病，欲解时，从巳至未上"等类似之说，不与轻信亦不妄加评论。胡老一生对《伤寒论》《金匮要略》进行了深入探讨，每进行一次探讨，都是根据临床实践，即经过一段时间临床实践再看原文，便有新的认识，一些疑难之处，通过实践逐渐加深理解。因此认为真正的认识必须依靠实践。他教授《伤寒论》等的经验也是如此，向后学者讲解后，经过一段时间临床有了新的体会，便又修改一次，不知修改了多少次，直至病重卧床，还说不要急于出版，等他病好重新再整一遍。

三、慎思明辨

胡老认为对于脱离实践，从理论到理论的著说，无利于中医的发展。胡老也曾读过许多书而喟然叹曰：所阅之书既多，则反滋困惑而茫然不解。医学之理在于治病，至于弄文舞墨之士，岂能窥仲景之项背？孟子曾说过："尽信书，则不如无书。"学医一定要结合临床多动脑子，如"风则伤卫，寒则伤荣"是唯心论似是而非的不可捉摸之词，这样的注解《伤寒论》越注解越使人糊涂；再如，伤寒传经之说也同样如此，本来是很平易近人的道理，却用什么"循经传"、"越经传"、"首尾传"、"传足不传手"等推理之词，把《伤寒论》越讲越离奇，越讲越糊涂。一次一个医生问胡老："吴茱萸汤不是治疗厥阴病的方剂吗？因这个方子出现在厥阴篇。"胡老讲道："不能简单认为，那个方子在那一篇即是治什么病的，读《伤寒论》要前后联系，先弄清六经提纲、治疗原则、再分析方剂的适应证，就知道它是治疗何经病了。又指出不能迷信古人，不能拘于注家之言，要敢于以自己的理解和临床经验明辨是非，提出新看法。如对第94条"太阳病，未解，脉阴阳俱停"，从临床观察急性热病，病将愈时，脉多表现和缓，或无偏大偏数之象，因此，这里的"停"应是"调停"之意，并非脉至时有一停，或谓字有所误。对有的疑难问题，经过反复思考，才敢于下结论，如对于白通加猪胆汁汤，初读《伤寒论》亦信其说，但经过长期的体验和多方研究，乃知其非，这一条实是通脉四逆加猪胆汁汤之误，提出了自己独特而切合实际的看法。

四、严谨笃行

胡老很注意学习方法，强调一定要从经典学起，旁及各家，然后由博返约。强调《伤寒论》《金匮要略》是临床家的看家本领所在，在此基础上，再博及上溯《内经》，下及后世众医籍，这样才能对中医学有个系统了解，因此，他反复地、系统地讲解《伤寒论》《金匮要略》原文，从不一知半解。许多人跟随胡老学习，看到他不但疗效突出，而且多有独到之处，便劝说他写成文章，在杂志上发表，胡老总是笑答："我还没考虑成熟。"或说："轻易发表文章，易有谬误，殃及后人，罪莫大矣！"当有人整理好他的临床经验，让他过目修改，他便会说："写得不错，我看一看再说吧！"但一放几个月、几年仍不拿出，示意不要发表。故胡老一生，教出了很多学生，仅发表了一篇文章，也是因一再恳求不得已写的。他认为，医为仁术，不能为名利所惑，利用行医之便，争名夺利，有失医生本分。对于跟他学习的人，他都是一视同仁，严格要求。一位留学生学习中医很突出，在胡老的指导下写了论文。论文答辩时，记者、各界人士满堂，对论文给予高度评价。评分时各位教授皆给予"优"，唯独胡老仅评以"良"。后问其由，胡老答曰："文章写得水平是高的，但是作者临床尚少，没有发挥之处。"可见胡老是从严要求，也可知在任何场合决不借抬高他人以抬高自己，看此一斑，也足观其医德高尚。

胡老应用经方、讲授经方，是因为经方有高度的科学价值，并非崇古，而且他特别反对崇古。他据《汉书·艺文志》《针灸甲乙经·序》认为《伤寒论》取材于《汤液经法》，在科学不发达的古代，著成百试百验的《伤寒论》，一个人不可能完成，因此把功劳都记在张仲景身上，把他称之为医圣，这是过誉之言（当然张仲景有功于继承和发扬了经方，是经方的传人），而且古人有许多是唯心错误的地方，即使用某方能治愈某证、某病，不见得说清道理，古人自有不足之处，何必尽圆其说。古人有说不清道理的地方，是历史条件的限制，我们今天正应发古人之不足。基于这种认识，所以胡老很强调学西医之长，"他山之石，可以攻玉"，中医要走向世界必须去其糟粕，以现代科学整理和发展之。只停留在朴素的唯物论上不能走向世界，这些理念长期存于心中，甚至病重迷蒙中仍念念于斯。

年谱

经方专家 卷

闲希恕

1898 年 3 月 10 日　生于辽宁省沈阳市北郊区东伍旗村。

1906～1910 年　在本村初级小学念书。

1911～1915 年　在蔡台子村、沈阳县高等小学读书。

1915～1919 年　在奉天省立第一中学校读书。在此期间有国文老师王祥徵，于课余教授中医，并于此期间在沈阳市政公所考取中医士，取得合格证书。

1919～1923 年　在北京通才专门学校（交通大学前身）读书。

1924～1925 年　沈阳县立初级中学校任英文教员。

1925～1926 年　辽阳县立高级中学校任英文教员。

1926～1927 年　辽宁省立第四高级中学校任英文教员。

1927～1928 年　哈尔滨电业公司会计科任簿记股长。

1928～1931 年　哈尔滨特别市市政局市业科内市业股任股长。

1932～1935 年　哈尔滨市市产视察员。

1936～1945 年　在北京市西城区灵境胡同二号与陈慎吾先生合办联合诊所。

1946～1947 年　沈阳市辽宁省立师范专科任教务主任、秘书主任。

1947～1958 年　北京市私设中医诊所执业中医。

1955～1958 年　在北京交道口自办求实中医学校任校长兼讲师。

1958～1984 年　在北京中医学院东直门医院任副教授、教授。

1984 年 3 月 1 日病逝。